Hauner/Hauner

Wirksame Hilfe bei Adipositas

Dr. med. Dagmar Hauner
Prof. Dr. med. Hans Hauner

Wirksame Hilfe bei Adipositas

- Was Ihnen die moderne Medizin bietet
- So gelingt Ihnen die Ernährungs-Umstellung dauerhaft
- Wie Sie Ihr Arzt ganz individuell unterstützt

TRIAS

Die Deutsche Bibliothek –
CIP-Einheitsaufnahme
Ein Titeldatensatz für diese Publikation ist bei Der Deutschen Bibliothek erhältlich.

Leserservice:

Wenn Sie Fragen oder Anregungen zu diesem Buch haben, schreiben Sie uns!

TRIAS Verlag
Postfach 301107
70451 Stuttgart
Oder schicken Sie uns eine E-Mail an:
Trias.lektorat@thieme.de

Umschlaggestaltung:
Cyclus · Visuelle Kommunikation, Stuttgart

Bildnachweis:
Coverfotos: Fridhelm Volk
Fotos: ZEFA

Textzeichnungen:
Friedrich Hartmann, Nagold
Christine Lackner, Ittlingen

Lektorat:
Thomas Kopal/Stephan Vieregg

Dieses Buch wurde in der neuen deutschen Rechtschreibung verfasst.

Wichtiger Hinweis:
Wie jede Wissenschaft ist die Medizin ständigen Entwicklungen unterworfen. Forschung und klinische Erfahrung erweitern unsere Erkenntnisse, insbesondere was Behandlung und medikamentöse Therapie anbelangt. Soweit in diesem Werk eine Dosierung oder eine Anwendung erwähnt wird, darf der Leser zwar darauf vertrauen, dass Autoren, Herausgeber und Verlag große Sorgfalt darauf verwandt haben, dass diese Angabe **dem Wissensstand bei Fertigstellung des Werkes** entspricht.
Für Angaben über Dosierungsanweisungen und Anwendungsformen kann vom Verlag jedoch keine Gewähr übernommen werden. **Jeder Benutzer ist angehalten,** durch sorgfältige Prüfung der Beipackzettel der verwendeten Präparate und gegebenenfalls nach Konsultation eines Spezialisten festzustellen, ob die dort gegebene Empfehlung für Dosierungen oder die Beachtung von Kontraindikationen gegenüber der Angabe in diesem Buch abweicht. Eine solche Prüfung ist besonders wichtig bei selten verwendeten Präparaten oder solchen, die neu auf den Markt gebracht worden sind. **Jede Dosierung oder Anwendung erfolgt auf eigene Gefahr des Benutzers.** Autor und Verlag fordern alle Benutzer auf, ihnen etwa auffallende Ungenauigkeiten dem Verlag mitzuteilen.

Gedruckt auf chlorfrei gebleichtem Papier

Rüdigerstraße 14, D-70469 Stuttgart
Printed in Germany
Satz: Fotosatz H. Buck, Kumhausen
Druck: Westermann-Druck, Zwickau

ISBN 3-89373-625-5 1 2 3 4 5 6

Zu diesem Buch

Übergewicht zählt zu den größten Gesundheitsproblemen der Gegenwart. Etwa jeder dritte Erwachsene sollte sein Gewicht verringern, um drohende »Wohlstandskrankheiten« wie Diabetes, Bluthochdruck, Gicht, Herzinfarkt oder Arthrose abzuwenden. Dieses Buch soll Ihnen dabei helfen, die für Sie richtige Behandlung zu finden, um auf Dauer abzunehmen und Ihre gesundheitlichen Probleme besser in den Griff zu bekommen können.

Der Schwerpunkt unseres Ratgebers liegt in der Darstellung der optimalen Behandlung des Übergewichts, gerade wenn bereits Folgeerkrankungen vorliegen. Ziel einer Behandlung kann nicht nur eine kurzfristige Gewichtssenkung sein, sondern vor allem die langfristige, möglichst dauerhafte Änderung der Lebensweise hin zu einer gesunden Ernährung und einem aktiveren Lebensstil. Wir wenden uns an alle Leser, die aus eigenen Stücken abnehmen wollen oder sich bereits in ärztlicher Behandlung befinden.

Starkes Übergewicht muss heute als chronische Krankheit betrachtet werden. Auch die Begleit- und Folgekrankheiten darf man nicht außer Acht lassen. Deshalb empfehlen wir Ihnen, grundsätzlich ärztliche Hilfe in Anspruch zu nehmen.

Viele praktische Empfehlungen zur richtigen Ernährung finden Sie im Kapitel »Behandlung des Übergewichts«. Dort erfahren Sie auch, wie Sie sich besonders im Alltag mehr Bewegung verschaffen können und Ihre gesamte Lebensweise so verändern können, dass Ihnen Ihre Gesundheit möglichst lange erhalten bleibt. Natürlich informieren wir Sie auch über die neuesten Medikamente zur Gewichtsabnahme sowie über die Möglichkeiten der operativen Magenverkleinerung bei extremem Übergewicht.

Der Behandlungserfolg hängt entscheidend davon ab, dass Sie selbst die Behandlung mitgestalten und die praktische Umsetzung eigenverantwortlich übernehmen. Die Behandlung muss optimal auf Ihre Lebenssituation und Ihre Möglichkeiten zugeschnitten sein. Dann haben Sie die größte Chance, nicht nur Ihr Gewichtsproblem in den Griff zu bekommen, sondern auch Ihre Lebensqualität und Gesundheit zu verbessern. Es wird sich für Sie in jedem Fall lohnen.

Dr. med. Dagmar Hauner
Prof. Dr. med. Hans Hauner

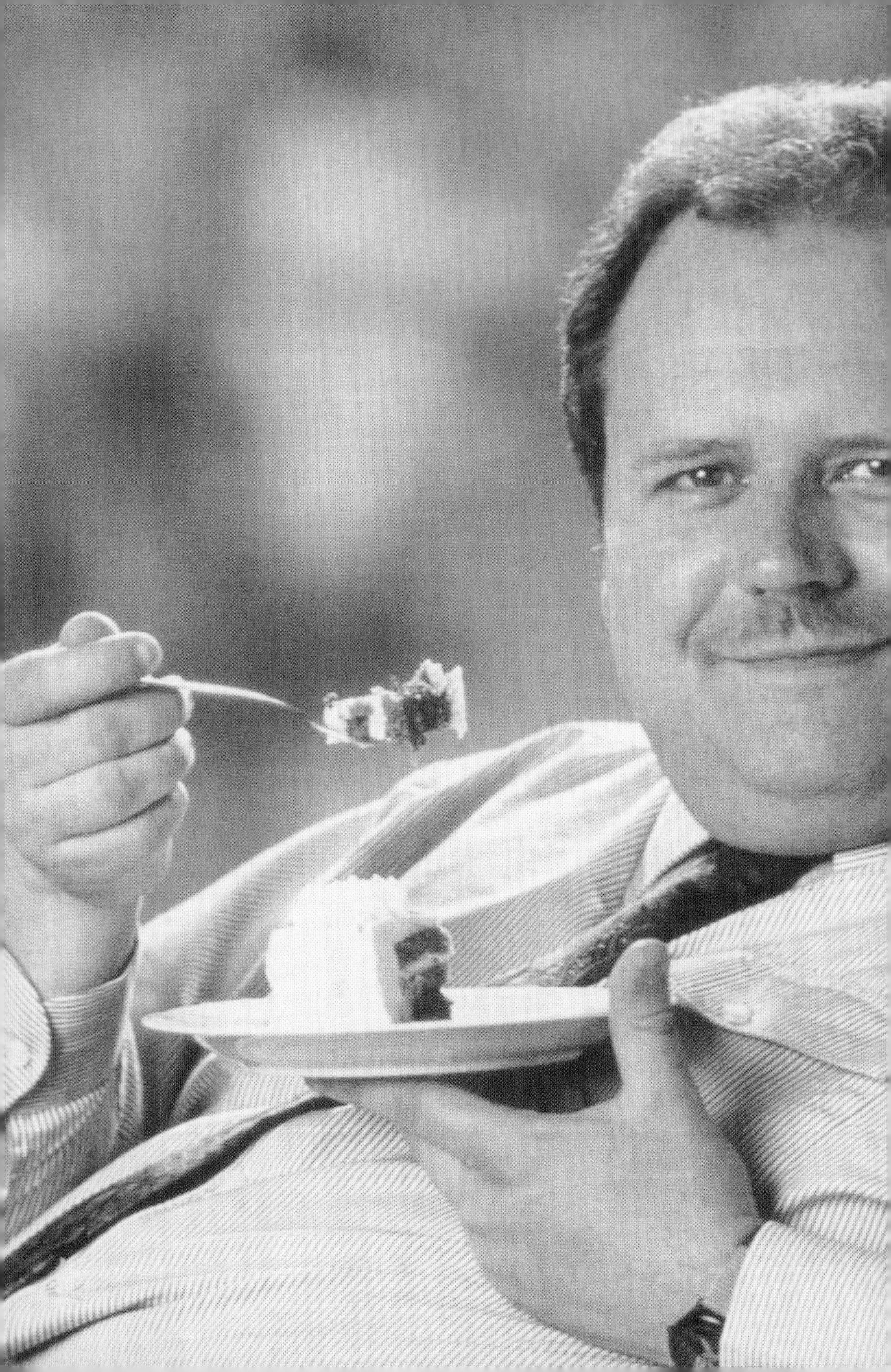

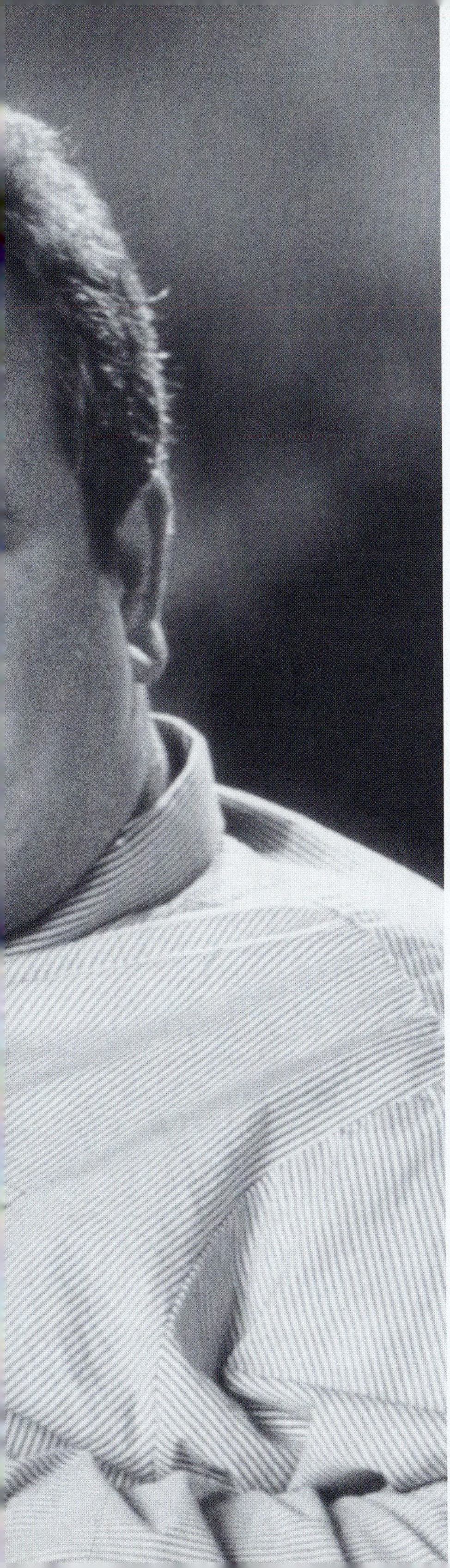

Übergewicht – was ist das?

»Ich bin zu dick!« Was heißt das genau? Hat der »Dicke« tatsächlich Übergewicht, das seine Gesundheit gefährdet, oder fühlt sich der Betroffene nur nicht schlank genug, weil er ein paar mehr Pfunde mit sich herumträgt als die spindeldürren Models? Hinter »dick« kann sich vieles verbergen: von einem Kilo zu viel bis zu etlichen überflüssigen Pfunden, die die Gesundheit ernstlich bedrohen. Wann ist Übergewicht echtes Übergewicht?

Traumfigur – eine Laune des Geschmacks

Wenn wir im Alltag von »Zudicksein« sprechen, dann gehen die Meinungen oft weit auseinander. Was als »schlank« und was als »zu dick« empfunden wird, hängt immer auch von der Gesellschaft und vom jeweils herrschenden Zeitgeist ab. Oft wird das verklärt, was selten ist und was Reichtum, Gesundheit und Fruchtbarkeit signalisiert. Oder es ist eine eigenwillige Vorstellung von Sexappeal, die das Begehren wecken soll. Jede Kulturepoche hatte ihr eigenes Schönheitsideal, dem die Menschen nacheiferten.

Waren es früher die üppigen Formen, die den Menschen besonders gefielen, bestimmen heute die ebenmäßigen schlanken Körper den Geschmack. Ein kurzer Ausflug in die Geschichte wird Ihnen dies verdeutlichen.

Was heißt hier Idealfigur?

Werfen wir einen Blick Jahrtausende zurück. Die berühmte Venus von Willendorf (Österreich) zählt zu den frühesten Darstellungen von Menschen überhaupt. Sie stammt aus der Altsteinzeit (27 000–19 000 v. Chr.). Ihre Gestalt wird von übergroßen Brüsten, ausladenden Hüften und fülligen Oberschenkeln bestimmt, für die Menschen dieser Zeit Ausdruck von Fruchtbarkeit und weiblicher Macht. Auch andere Funde dieser Zeit bestätigen dieses damalige Frauenideal, die Zeichen der Weiblichkeit standen im Licht der Überbetonung. Eine Eigenheit, die sich durch alle Kulturen zieht und heute noch verfremdet im Silikonbusen der amerikanischen Soap-Prominenz gepflegt wird. Auch die Antike pflegte ein Frauenbild, bei dem die Weiblichkeit durch eine einladende Weichheit und Üppigkeit betont wurde – denken wir nur an die Venus von Milo. Körper von besonderer Schönheit, aber für den Mainstream-Geschmack von heute chancenlos. Das Zeitalter des Barocks entdeckte die üppigen Rundungen erneut, Rubens gab uns etliche Zeugnisse davon. Jahrhunderte zuvor galt die schlanke Frau mit schmalen Hüften und kleinen Brüsten als Idealfrau, viel später wieder entdeckt und noch ein Stück weitergehend Twiggy, die unterernährt wirkende Jungenfrau unserer 1960er-Jahre. Zehn Jahre zuvor: Die Welt begeistert sich für die aufreizende, mit molligen Formen protzende Marilyn Monroe. Und heute? Schlanke, manchmal superschlanke Models mit viel Busen dominieren die Titelseiten der Illustrierten, daneben haben sowohl die knabenhaften als auch die molligen Vertreterinnen der Weiblichkeit ihre feste Anhängerschaft.

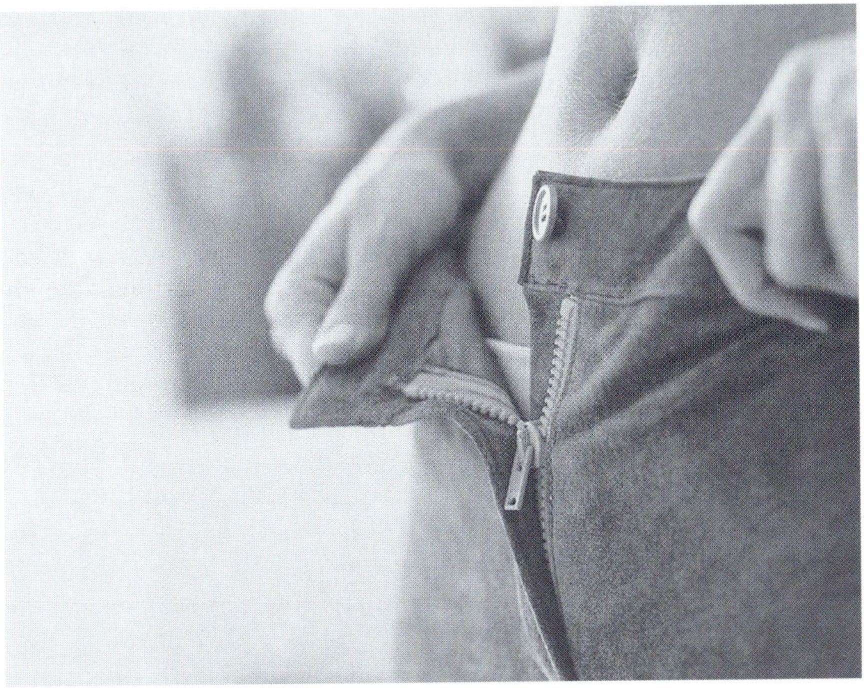

Selbstverständlich hat sich auch bei den Männern das Figurideal im Lauf der Zeit immer wieder gewandelt. In der Antike dominierte der athletische Apoll mit ausgeprägten Muskelpartien, im Mittelalter der magere Minnesänger neben dem starken Ritter, zu Zeiten von Rubens und van Dyck der äußerst kräftige und wohl beleibte Typus und in der Gegenwart der sich unermüdlich fit haltende, schlanke und sportive Mann.

Wer bestimmt unsere Vorstellung von Idealfigur?

Unser aktuelles Schönheitsideal wird stark durch die Medien bestimmt. Fitness-Illustrierte und TV-Shows wollen uns glauben machen, das die Beziehung von heute durch Muskeln und trainierte Körper bestimmt wird. Die Darsteller des Körperkultes: meist unter 30 Jahren oder gut erhaltene Ältere, stets gut gelaunt, überschlanke, fitnessbegeisterte Frauen und sportlich durchtrainierte Männer.

Wie sieht es im Geschäftsleben aus? Die Frau von heute soll nicht zu viele Pfunde mit sich herumschleppen, im Business-Bereich trägt sie am besten männerähnliche Kleidung, versteckt ihre Reize mehr, als sie zu zeigen, und Abnehmen zählt zu ihren Dauerbestrebungen.

Noch ein Trend sollte erwähnt werden. Seit Ende des Zweiten Weltkrieges wird der ideale Frauenkörper erwiesenermaßen dünner. Die Filmstars aus den 50er-Jahren waren deutlich molliger als die heutigen Schauspielerinnen. Auch Schönheitsköniginnen und Models werden ständig schlanker. Selbst das Titelmädchen der Männerzeitschrift Playboy magert immer mehr ab – das hat sogar die Wissenschaft bestätigt.

Schlankheit über alles?

Schlank ist in. Wer schlank ist, gilt nicht nur als sexuell attraktiver, sondern auch als erfolgreicher in Beruf und Gesellschaft; deshalb strebt heute jeder danach, schlank zu sein. Wer dick ist, gilt dagegen als wenig anziehend und man traut dicken Menschen auch weniger berufliche Erfolge zu.

Dass dies nicht der Wirklichkeit entspricht, sondern bloß unserem schablonenhaften Denken entspringt, ist den meisten von uns gar nicht bewusst. So gibt es auch heute andere Kulturkreise, in denen unser superschlankes Schönheitsideal keine Gültigkeit besitzt. In Mittel- und Südamerika, aber auch in Afrika und im Vorderen Orient halten viele Volksstämme eine gewisse Leibesfülle für schön und erstrebenswert, da sie Wohlstand und Gesundheit signalisiert. Abnehmen und Schlanksein wird dagegen mit Krankheit gleichgesetzt, schmälert die sexuelle Attraktivität und sogar das gesellschaftliche Ansehen. Diese Einstellung findet sich mitunter auch in ländlichen Kreisen der westlichen Bevölkerung. Und aufgeklärte Geister wissen es schon lange: Schönheit definiert sich eben auch über andere Qualitäten.

Sind Sie zu dick?

Wie so vieles im Leben hängt alles vom Standpunkt des Betrachters ab. Das betrifft natürlich auch die Beurteilung »zu dick«. Oft lässt sich Übergewicht zwar mit einem Blick feststellen, aber der äußere Eindruck kann auch trügen. Ein Mensch mit stärkerem (pyknischen) Knochenbau wirkt dicker als jemand mit zierlichem (asthenischen) Knochenbau. Auch eine stark entwickelte Muskulatur lässt die betreffende Person dicker erscheinen. Was genau versteht die medizinische Wissenschaft unter Zudicksein?

Übergewicht bedeutet zu viel Körperfett.

Die Medizin spricht von Übergewicht, wenn unser Körper zu viel Fettgewebe besitzt. Denn im Übermaß macht uns das Körperfett für Krankheiten anfällig und kann sogar unsere Lebenserwartung verkürzen.

Wie viel Körperfett braucht der Mensch?

Ein gewisses Quantum an Fett ist für unseren Körper unbedingt notwendig, denn ohne Fettgewebe ist der Mensch kaum lebensfähig. Unser Fettgewebe ist über den ganzen Körper verteilt, das meiste davon (ca. 70 bis 85%) liegt direkt unter der Haut (Unterhautfettgewebe). Größere Fettansammlungen befinden sich auch in der Bauchhöhle und in der Nierengegend.

Eine Aufgabe des Fettgewebes ist der Schutz unserer inneren Organe gegen äußere Einwirkungen, z.B. Prellungen oder Stöße. Außerdem wirkt es als Isolierschicht und verhindert unnötigen Wärmeverlust. Wir sehen dies deutlich bei schlanken Menschen, die im Vergleich zu dickeren oft schneller frieren. Fett hat noch viele andere wichtige Aufgaben: Für etliche Stoffwechselvorgänge ist Fett unverzichtbar, unser Immunsystem benötigt Fett ebenso wie Nerven und Gehirn. Auch für das Zellwachstum und für die Herstellung einiger Hormone sind Fette unerlässlich.

Die wichtigste Aufgabe des Fettgewebes besteht jedoch darin, überschüssige Nahrungsenergie in Form von Fett zu speichern und dem Körper bei Bedarf zur Verfügung zu stellen. Wenn wir mehr Kalorien aufnehmen, als wir verbrauchen, wächst der Speicher und mit ihm die Fettmasse. Haben wir weniger zu essen, als wir eigentlich benötigen, nimmt der Speicher ab und unsere Fettvorräte gehen zurück.

(Über-)Leben und Abnehmen mit Fettvorräten

Ein schlanker Mensch mit rund 15 kg Körperfett verfügt über ca. 100 000 Reservekalorien. Damit könnte er mehrere Wochen bis Monate mit wenig oder sogar ohne Nahrung auskommen. Lediglich Wasser bräuchte er, denn ohne zu trinken kann niemand überleben.

1 kg Fettgewebe enthält rund 7000 kcal – wer also 1 kg Fett abnehmen will, muss 7000 kcal einsparen.

Über Jahrtausende hinweg waren die Menschen widrigen klimatischen Verhältnissen ausgesetzt und wurden immer wieder von Hungersnöten geplagt. Wer ein guter Futterverwerter war und ein ordentliches Fettpolster besaß, der hatte beim Kampf ums Überleben die besseren Chancen. Körperfülle galt als äußeres Merkmal für Fruchtbarkeit, gerade wenn die Nahrung knapp wurde. Aus diesen Gründen hielt man früher eine gewisse »Leibesfülle« für durchaus erstrebenswert, dennoch waren nur wenige Menschen tatsächlich übergewichtig.

Der menschliche Körper ist darauf programmiert, alle überschüssigen Kalorien in Form von Fett zu speichern. Dieser Mechanismus ist notwendig, um zu überleben, wenn die Nahrungszufuhr nicht gesichert ist. In einer Wohlstandsgesellschaft mit ständigem Nahrungsüberfluss kommt es dadurch aber leicht zu Übergewicht.

Die weiblichen Problemzonen einmal anders betrachtet

Gerade die Fettpolster in der Po- und Oberschenkelgegend sichern die Ernährung des Kindes in der späten Schwangerschaft und Stillzeit. Gesteuert von den Schwangerschaftshormonen geben die Fettzellen nur in dieser Zeit die gespeicherten Fette bereitwillig ab. Obwohl viele Frauen diese Fettdepots als »Problemzonen« ansehen, ist es sehr schwer, an diesen Stellen abzunehmen. Viel leichter und schneller schmelzen die Fettdepots am Bauch. Dort werden auch überschüssige Kalorien bevorzugt gespeichert.

Wie misst man Übergewicht?

Wenn wir auf die Waage steigen, dann gibt der Zeiger nicht unser Körperfett, sondern unser Gesamtgewicht an. Dieses setzt sich aus verschiedenen Komponenten wie Muskulatur, Fettgewebe und andere Organe zusammen.

Wenn wir Gewicht zunehmen, vermehrt sich in erster Linie das Fettgewebe, aber auch unsere Muskulatur wächst etwas an (im Verhältnis 3:1). Umgekehrt verringert sich bei Gewichtsabnahme wieder vor allem die Fettmasse, aber auch unsere Muskulatur wird weniger (im Verhältnis 2:1 bis 3:1). Bei jeder Gewichtsabnahme schrumpft also auch Ihre Muskulatur ein wenig.

So baut sich unser Gesamtgewicht auf (bei Normalgewicht)

Fettgewebe	10 bis 25 %,
fettfreies Gewebe	75 bis 90 % – besteht überwiegend aus der Muskulatur (ca. 80 bis 90 %) und zu einem kleinen Teil aus Knochen und Organgewebe (10 bis 20 %).

Bei schlanken Frauen ist der Fettanteil größer (15 bis 25 %) als bei schlanken Männern (10 bis 20 %), da Frauen mehr Fett an Brust, Gesäß, Oberschenkeln und im Unterhautgewebe haben als Männer.

Beispiel: Bei einer Gewichtszunahme von 12 kg entstehen ca. 9 kg Fettgewebe und ca. 3 kg Muskeln. Bei einer Gewichtsabnahme von 12 kg gehen ca. 8 bis 9 kg Fettgewebe und ca. 3 bis 4 kg Muskeln verloren.

BMI – das Maß für Ihr Körpergewicht

Da sich ein Mehr an Körperfett stets im Gewicht niederschlägt, erhält man durch sein Körpergewicht auch eine relativ zuverlässige Auskunft über seine Körperfettmasse. Weil die Menschen unterschiedlich groß sind, muss allerdings die Körpergröße mit berücksichtigt werden. Man berechnet heute das Gewicht nach dem BMI (Body-Mass-Index) = Körpermassenindex. Der BMI wird aus Gewicht und Größe berechnet:

$$\text{BMI} = \frac{\text{Körpergewicht in Kilogramm}}{(\text{Körpergröße in Meter})^2}$$

Beispiel:

$$\text{BMI} = \frac{100\ \text{kg}}{(1{,}80\ \text{m})^2} = 30{,}9$$

So finden Sie Ihren BMI heraus

Um Ihnen mühsames Ausrechnen zu ersparen, gibt es so genannte Nomogramme oder Tabellen, wo Sie rasch Ihren BMI ablesen können. Auf den folgenden Seiten finden Sie ein solches Nomogramm sowie eine Tabelle. Wenn Sie Ihre Größe und Ihr Gewicht genau wissen, können Sie damit Ihren BMI ermitteln. Der BMI eignet sich auch gut, um das Ausmaß Ihres Übergewichts beurteilen zu können.

Welche Gewichtsklasse haben Sie?

BMI	< 18,5	Untergewicht
BMI	18,5–24,9	Normalgewicht
BMI	25–29,9	leichtes bis mäßiges Übergewicht
BMI	30–39,9	deutliches Übergewicht (Adipositas)
BMI	ab 40	sehr starkes Übergewicht

Beispiele zur Berechnung:

	Herr F.	Frau O.	Frau T.
Größe:	180 cm	165 cm	175 cm
Gewicht:	100 kg	60 kg	88 kg
BMI =	$100:(1{,}80)^2$	$60:(1{,}65)^2$	$88:(1{,}75)^2$
BMI =	30,9	22,1	28,8
	deutliches Übergewicht	Normalgewicht	mäßiges Übergewicht

Andere Methoden zur Gewichtsbestimmung

Maßband und Waage sind normalerweise völlig ausreichend, um Ihr Körpergewicht festzulegen. Daneben gibt es noch verschiedene, mehr oder weniger aufwendige Methoden, um die Körperfettmasse zu bestimmen. Dies ist jedoch nur in Ausnahmefällen sinnvoll, z.B. bei Bodybuildern oder bei bestimmten Erkrankungen.

Wir möchten nur kurz auf ein Verfahren näher eingehen, das eine gewisse praktische Bedeutung erlangt hat, nämlich die Bioelektrische Impedanz-Analyse (BIA). Die Bioimpedanz-Analyse wird inzwischen in vielen Praxen zur Messung des Körperfettes angewandt. Vielleicht ist sie Ihnen auch schon einmal in einem Fitness-Studio begegnet, wo sie sich großer Beliebtheit erfreut.

Das Messprinzip beruht darauf, dass verschiedene Körpergewebe (z.B. Körperfett, Muskulatur, Knochen) bei Stromdurchfluss unterschiedliche Widerstände aufbauen. Nach Anlegen von Hautelektroden wird der Körper einem schwachen Wechselstrom (meist 50 kHz, 800 µA) ausgesetzt. Aus den Widerstandsmessungen und anderen Größen lässt sich dann mithilfe von Formeln annäherungsweise die Körperfettmasse errechnen. Dieses Verfahren ist ohne Nebenwirkungen, die verwendeten Stromstärken sind gesundheitlich unbedenklich und nicht spürbar. Vorsicht ist nur geboten, wenn Sie einen Herzschrittmacher haben.

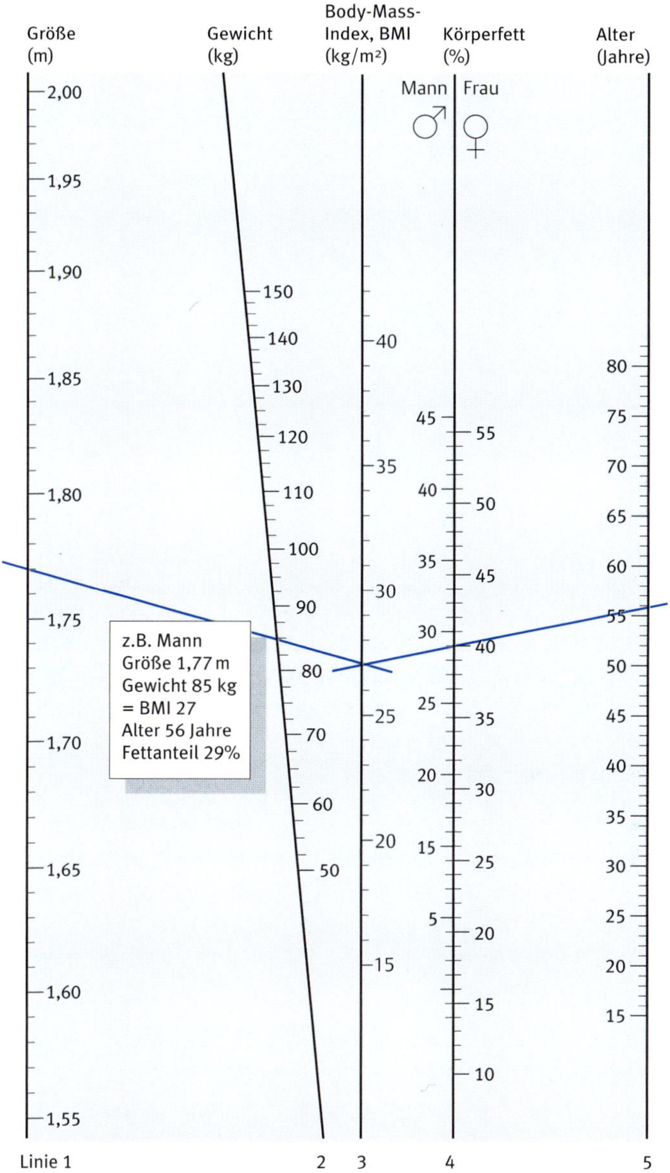

Abb. 1: So ermitteln Sie Ihren BMI:
Verbinden Sie bitte mit einem Lineal Ihre Größe (auf Linie 1) mit Ihrem Gewicht (auf Linie 2). Am Schnittpunkt mit Linie 3 können Sie Ihren BMI ablesen.
So können Sie Ihren Körperfettanteil abschätzen:
Verbinden Sie Ihren BMI (auf Linie 3) mit Ihrem Alter (auf Linie 5). Am Schnittpunkt mit Linie 4 finden Sie Ihren Körperfettanteil in Prozent (Mann links, Frau rechts).

Gewicht in kg \ Größe in Meter	1,50	1,52	1,54	1,56	1,58	1,60	1,62	1,64	1,66	1,68	1,70	1,72	1,74	1,76	1,78	1,80	1,82	1,84	1,86	1,88	1,90	1,92	1,94	1,96	1,98	2,00
160	71	69	68	66	64	63	61	60	58	57	55	54	53	52	51	49	48	47	46	45	44	43	43	42	41	40
158	70	68	67	65	63	62	60	59	57	56	55	53	52	51	50	49	48	47	46	45	44	43	42	41	40	40
156	69	68	66	64	62	61	60	58	57	55	54	53	52	50	49	48	47	46	45	44	43	42	42	41	40	39
154	68	67	65	63	62	60	59	57	56	55	53	52	51	50	49	48	47	45	45	44	43	42	41	40	39	39
152	68	66	64	63	61	59	58	57	55	54	53	51	50	49	48	47	46	45	44	43	42	41	40	40	39	38
150	67	65	63	62	60	59	57	56	54	53	52	51	50	48	47	46	45	44	43	43	42	41	40	39	38	38
148	66	64	63	61	59	58	57	55	54	53	51	50	49	48	47	46	45	44	43	42	41	40	39	39	38	37
146	65	63	62	60	58	57	56	54	53	52	51	49	48	47	46	45	44	43	42	41	40	40	39	38	37	37
144	64	62	61	59	58	56	55	54	52	51	50	49	48	47	45	44	44	43	42	41	40	39	38	38	37	36
142	63	62	60	58	57	56	54	53	52	50	49	48	47	46	45	44	43	42	41	40	39	39	38	37	36	36
140	62	61	59	58	56	55	53	52	51	50	48	47	46	45	44	43	42	41	41	40	39	38	37	37	36	35
138	61	60	58	57	55	54	53	51	50	49	48	47	46	45	44	43	42	41	40	39	38	37	37	36	35	35
136	60	59	57	56	54	53	52	51	49	48	47	46	45	44	43	42	41	40	39	39	38	37	36	35	35	34
134	60	58	57	55	54	52	51	50	49	48	46	45	44	43	42	41	41	40	39	38	37	36	36	35	34	34
132	59	57	56	54	53	52	50	49	48	47	46	45	44	43	42	41	40	39	38	37	37	36	35	34	34	33
130	58	56	55	54	52	51	50	48	47	46	45	44	43	42	41	40	39	38	38	37	36	35	35	34	33	33
128	57	55	54	53	51	50	49	48	46	45	44	43	42	41	40	40	39	38	37	36	36	35	34	33	33	32
126	56	55	53	52	50	49	48	47	46	45	44	43	42	41	40	39	38	37	36	36	35	34	34	33	32	32
124	55	54	52	51	50	48	47	46	45	44	43	42	41	40	39	38	38	37	36	35	34	34	33	32	32	31
122	54	53	52	50	49	48	47	45	44	43	42	41	40	39	39	38	37	36	35	35	34	33	33	32	31	31
120	53	52	51	49	48	47	46	45	44	43	42	41	40	39	38	37	36	35	35	34	33	33	32	31	31	30
118	52	51	50	49	47	46	45	44	43	42	41	40	39	38	37	36	36	35	34	33	33	32	31	31	30	30
116	52	50	49	48	46	45	44	43	42	41	40	39	38	37	37	36	35	34	34	33	32	31	31	30	30	29
114	51	49	48	47	46	45	44	42	41	40	40	39	38	37	36	35	34	34	33	32	32	31	30	30	29	29
112	50	49	47	46	45	44	43	42	41	40	39	38	37	36	35	35	34	33	32	32	31	30	30	29	29	28
110	49	48	46	45	44	43	42	41	40	39	38	37	36	36	35	34	33	33	32	31	30	30	29	29	28	28
108	48	47	46	44	43	42	41	40	39	38	37	37	36	35	34	33	33	32	31	31	30	29	29	28	28	27
106	47	46	45	44	42	41	40	39	38	38	37	36	35	34	33	33	32	31	31	30	29	29	28	28	27	27
104	46	45	44	43	42	41	40	39	38	37	36	35	34	34	33	32	31	31	30	29	29	28	28	27	27	26
102	45	44	43	42	41	40	39	38	37	36	35	34	34	33	32	31	31	30	29	29	28	28	27	27	26	26
100	44	43	42	41	40	39	38	37	36	35	35	34	33	32	32	31	30	30	29	28	28	27	27	26	26	25
98	44	42	41	40	39	38	37	36	36	35	34	33	33	32	31	30	30	29	28	28	27	27	26	26	25	25
96	43	42	40	39	38	37	37	36	35	34	33	32	32	31	30	30	29	28	28	27	27	26	26	25	24	24
94	42	41	40	39	38	37	36	35	34	33	33	32	31	30	30	29	28	28	27	27	26	25	25	24	24	24
92	41	40	39	38	37	36	35	34	33	33	32	31	30	30	29	28	28	27	27	26	25	25	24	24	23	23
90	40	39	38	37	36	35	34	33	33	32	31	30	30	29	28	28	27	27	26	25	25	24	24	23	23	23
88	39	38	37	36	35	34	34	33	32	31	30	30	29	28	28	27	27	26	25	25	24	24	23	23	22	22
86	38	37	36	35	34	34	33	32	31	30	30	29	28	28	27	27	26	25	25	24	24	23	23	22	22	22
84	37	36	35	35	34	33	32	31	30	30	29	28	28	27	27	26	25	25	24	24	23	23	22	22	21	21
82	36	35	35	34	33	32	31	30	30	29	28	28	27	26	26	25	25	24	24	23	23	22	22	21	21	21
80	36	35	34	33	32	31	30	30	29	28	28	27	26	26	25	25	24	24	23	23	22	22	21	21	20	20
78	35	34	33	32	31	30	30	29	28	28	27	26	26	25	25	24	24	23	23	22	22	21	21	20	20	20
76	34	33	32	31	30	30	29	28	28	27	26	26	25	25	24	23	23	22	22	22	21	21	20	20	19	19
74	33	32	31	30	30	29	28	28	27	26	26	25	24	24	23	23	22	22	21	21	20	20	20	19	19	19
72	32	31	30	30	29	28	27	27	26	26	25	24	24	23	23	22	22	21	21	20	20	20	19	19	18	18
70	31	30	30	29	28	27	27	26	25	25	24	24	23	23	22	22	21	21	20	20	19	19	19	18	18	18
68	30	29	29	28	27	27	26	25	25	24	24	23	22	22	21	21	21	20	20	19	19	18	18	18	17	17
66	29	29	28	27	26	26	25	25	24	23	23	22	22	21	21	20	20	19	19	19	18	18	18	17	17	17
64	28	28	27	26	26	25	24	24	23	23	22	22	21	21	20	20	19	19	18	18	18	17	17	17	16	16
62	28	27	26	25	25	24	24	23	22	22	21	21	20	20	20	19	19	18	18	18	17	17	16	16	16	16
60	27	26	25	25	24	23	23	22	22	21	21	20	20	19	19	19	18	18	17	17	17	16	16	16	15	15
58	26	25	24	24	23	23	22	22	21	21	20	20	19	19	18	18	18	17	17	16	16	16	15	15	15	15
56	25	24	24	23	22	22	21	21	20	20	19	19	18	18	18	17	17	17	16	16	16	15	15	15	14	14
54	24	23	23	22	22	21	21	20	20	19	19	18	18	17	17	17	16	16	16	15	15	15	14	14	14	14
52	23	23	22	21	21	20	20	19	19	18	18	18	17	17	16	16	16	15	15	15	14	14	14	14	13	13
50	22	22	21	21	20	20	19	19	18	18	17	17	17	16	16	15	15	15	14	14	14	14	13	13	13	13

≥ 40 sehr starkes Übergewicht

30-39 deutliches Übergewicht

25-29 leichtes bis mäßiges Übergewicht

20-24 Normalgewicht

< 20 Untergewicht

Abb. 2: Markieren Sie Ihr Gewicht und Ihre Körpergröße. Am Kreuz beider Spalten liegt Ihr BMI.

Allerdings können die Messergebnisse durch Störfaktoren verfälscht werden, sodass der Wert dieses Verfahrens nicht unumstritten ist. Zur Erfolgskontrolle beim Abnehmen ist diese Methode im Grunde entbehrlich, sie kann allerdings bei manchen Menschen die Motivation fördern.

Die Fettverteilung entscheidet über Gesundheit oder Krankheit

Fett ist nicht gleich Fett. Ob Ihre Gesundheit bedroht ist oder nicht, hängt nicht nur von der Menge, sondern auch von der Verteilung Ihrer überschüssigen Pfunde ab. Wenn Sie zu einem Bäuchlein neigen, dann ist das weitaus gefährlicher, als wenn Sie vorwiegend an Po und Oberschenkeln zunehmen. Die stamm- oder bauchbetonte Fettverteilung (»Apfelform«) führt viel häufiger zu Diabetes, Bluthochdruck, Fettstoffwechselstörungen oder Arteriosklerose als die hüftbetonte »Birnenform« (siehe Abb. 3).

Bauchfett = Apfeltyp ist gefährlicher als Hüftfett = Birnentyp.

Die Gesundheit ist bei Männern mit Übergewicht stärker bedroht als bei Frauen, denn Männer neigen eher zu einer stammbetonten Fettverteilung. Trotz dieser Tatsache achten Männer weniger auf Übergewicht und gehen deshalb seltener zum Arzt als Frauen.

Bei den Frauen weisen etwa 20% ein stammbetontes Fettverteilungsmuster auf und wirken von den Körperproportionen her fast männlich. Viele Frauen, die zu Bauchfett neigen, haben auch Zysten in den Eierstöcken und vermehrt männliche Geschlechtshormone (Androgene) – in der Medizinersprache nennt man das »polyzystische Ovarien«. Dabei kommt es zu einem verstärkten Haarwuchs, z.B. an Kinn, Oberlippe, unterhalb des Nabels oder an den Innenseiten der Oberschenkel. Die Periodenblutung ist oft unregelmäßig oder bleibt ganz aus.

Diese Frauen sind besonders gefährdet, ein metabolisches Syndrom, das ist eine Kombination von Fettstoffwechselstörungen, Bluthochdruck und Zuckerkrankheit (siehe Seite 34), zu entwickeln. Sie haben ein erhöhtes Risiko, an Arteriosklerose zu erkranken und somit auch einen Herzinfarkt oder Schlaganfall zu erleiden.

An erster Stelle der Behandlung steht die Gewichtsabnahme, dadurch geht sogar die Produktion der männlichen Hormone zurück. Besonders Erfolg versprechend ist auch das Medikament Metformin, das die Stoffwechselstörungen günstig beeinflusst bzw. normalisiert.

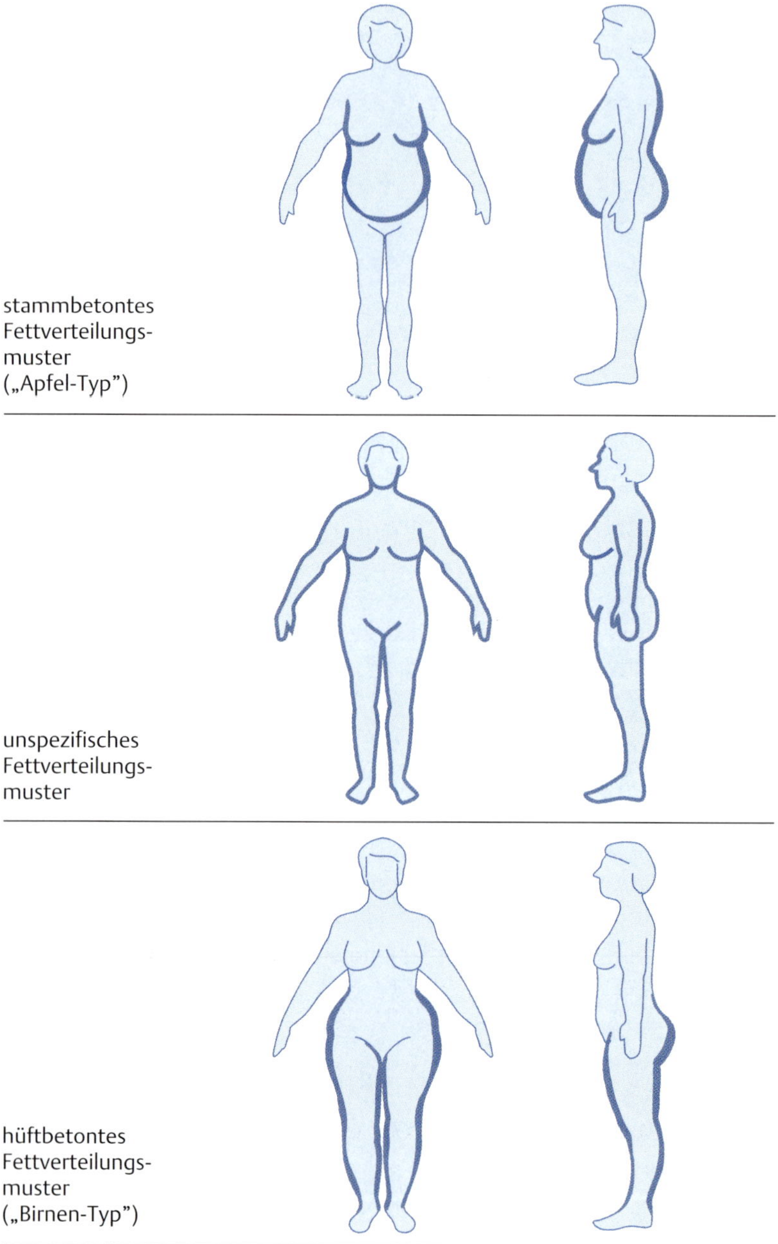

Abb. 3: Fettverteilungsmuster

Fettverteilungsmuster und Gesundheitsrisiko

Besonders wichtig ist das Fettverteilungsmuster, wenn Sie nur leichtes bis mäßiges Übergewicht (BMI 25 bis 29.9) haben. So ist leichtes Übergewicht beim Birnentyp medizinisch oft unbedenklich. Sofern nicht zusätzliche Risiken wie Bluthochdruck oder eine Herzkranzgefäßverengung vorliegen, besteht zumindest keine dringende Notwendigkeit abzunehmen.

Umgekehrt können beim Apfeltyp schon früh Gesundheitsstörungen auftreten, sodass dann eine Gewichtsabnahme dringend zu empfehlen ist. Eine Fettvermehrung im Bauchraum führt besonders häufig zum bereits erwähnten metabolischen Syndrom (siehe Seite 33).

Je stärker Ihr Übergewicht ausgeprägt ist, desto weniger spielt das Fettverteilungsmuster eine Rolle.

Warum führt Bauchfett so häufig zu Stoffwechselstörungen?

Der Stoffwechsel ist in den verschiedenen Fettdepots unseres Körpers unterschiedlich. Fettzellen in der Bauchhöhle sind viel stoffwechselaktiver als Fettzellen aus dem Hüft- und Oberschenkelbereich. Dieses Fettdepot ist auch stärker durchblutet bzw. von mehr Nervenfasern durchzogen als andere Fettdepots. Die Fettzellen in der Bauchhöhle können Fettsäuren deshalb viel rascher aus dem Blut aufnehmen und wieder freisetzen als Fettzellen aus anderen Regionen. Auf diese Weise kann zu viel Fett in der Bauchhöhle viele Stoffwechselvorgänge stören.

Warum gibt es Apfeltypen und Birnentypen?

Das Fettverteilungsmuster ist zu einem großen Teil erblich festgelegt, und darauf haben wir keinen Einfluss. Unsere Lebensweise kann aber dazu beitragen, ob sich eine Anlage zur Stammfettsucht tatsächlich durchsetzt: Rauchen, hoher Alkoholkonsum, Bewegungsmangel und ständiger Stress fördern eine Fettansammlung im Bauchraum.

Auch mit dem Älterwerden kommt es zu einer langsamen Umverteilung der Fettpolster in Richtung Bauch. Besonders augenfällig ist dieses Phänomen bei der Frau. In den Wechseljahren, wenn die Bildung der weiblichen Geschlechtshormone zurückgeht, ändert sich die Fettverteilung zugunsten des Bauchfettes. Gleichzeitig verschlechtern sich einzelne Stoffwechselwerte wie Blutzucker und Blutfette.

Heute weiß man, dass Fettverteilung und Stoffwechsel stark von den Geschlechtshormonen beeinflusst werden. Zu viel männliche Geschlechtshormone bei der Frau fördern den Apfeltyp. Werden im Klimakterium und danach Hormonpräparate (weibliche Geschlechtshormone) eingenommen, was heute aus verschiedenen Gründen häufig empfohlen wird, dann kann man eine Vermehrung des Bauchfettes und die damit verbundenen Störungen weitgehend vermeiden.

So lässt sich die Fettverteilung messen

Das Fettverteilungsmuster lässt sich oft bereits mit einem Blick gut erkennen, besonders bei Frauen. Wer es genauer wissen will, misst den Bauchumfang mit einem normalen Maßband, wie es in jedem Haushalt vorhanden ist. Damit die Ergebnisse vergleichbar bleiben, sollten Sie Ihren Taillenumfang stets an derselben Stelle messen, nämlich in der Mitte zwischen Beckenkamm und unterster Rippe. Es empfiehlt sich, diese Stelle mit einem (wasserlöslichen) Filzstift zu markieren. Dann legen Sie im Stehen das Maßband an der Markierung um den Bauch und lesen Ihren Bauchumfang ab. Aber bitte nicht mogeln, indem Sie den Bauch »einziehen«. Das verfälscht nur das Ergebnis und verhindert Aufklärung.

Tab. 1: Taillenumfang – was ist normal, was ist zu hoch?

Männer	normal	< 94
	»Apfeltyp«	> 94
	ausgeprägter »Apfeltyp«	> 102
Frauen	normal	< 80
	»Apfeltyp«	> 80
	ausgeprägter »Apfeltyp«	> 88

Das Resultat

Hier können Sie nun alle Werte eintragen, die Sie im Laufe des Kapitels kennen gelernt haben. Berechnen Sie Ihren BMI oder lesen Sie ihn einfach aus der Tabelle auf Seite 20 ab! So können Sie selbst feststellen, ob Sie Normalgewicht haben, an der Grenze liegen oder bereits der Gewichtsklasse »Übergewicht« angehören.

Meine Daten:

Mein Taillenumfang beträgt ....

Mein Fettverteilungstyp ist ....

Gewicht: .... Alter: ....

Größe: .... Körperfettanteil: ....

BMI: .... Gewichtsklasse: ....

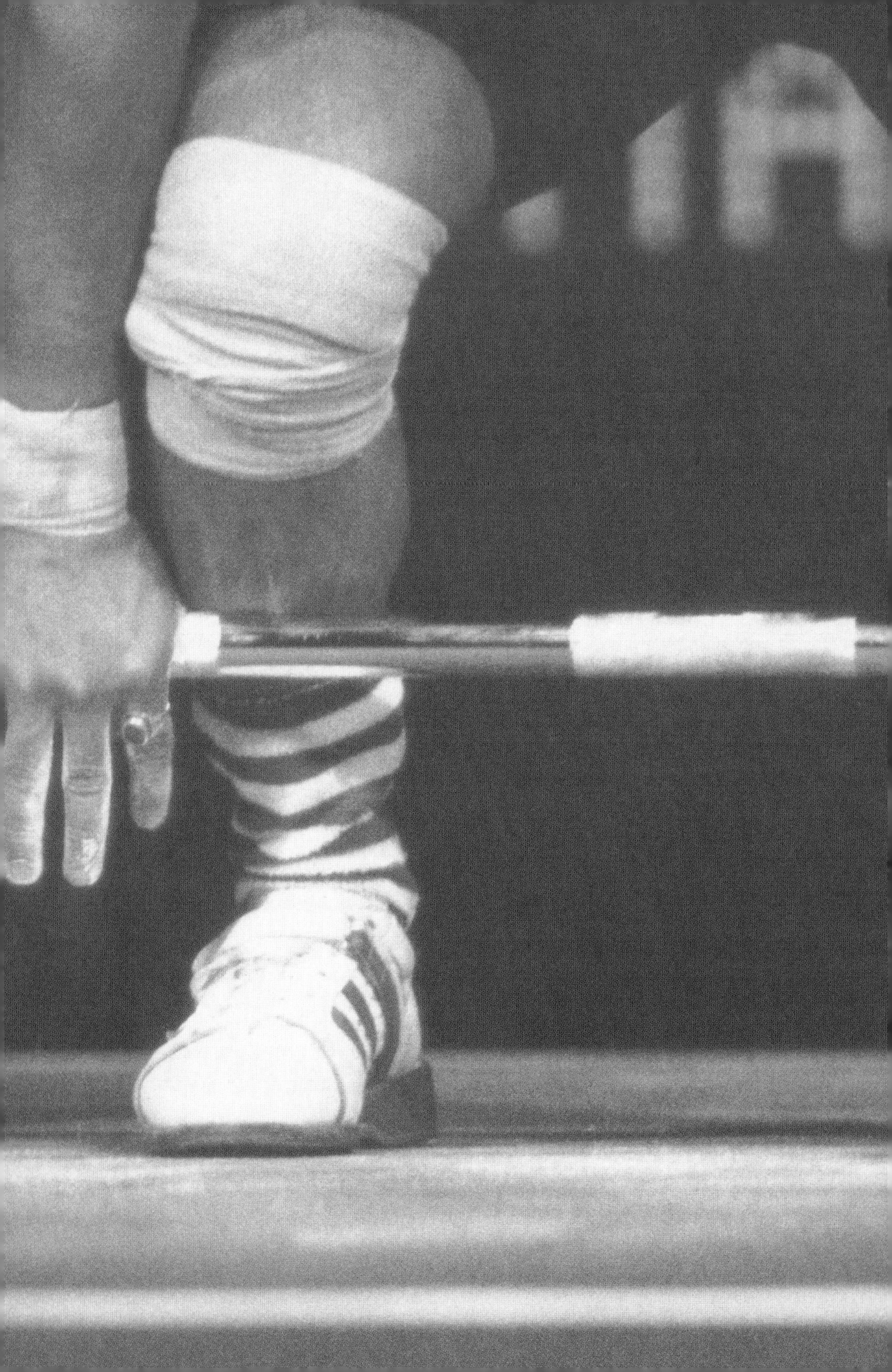

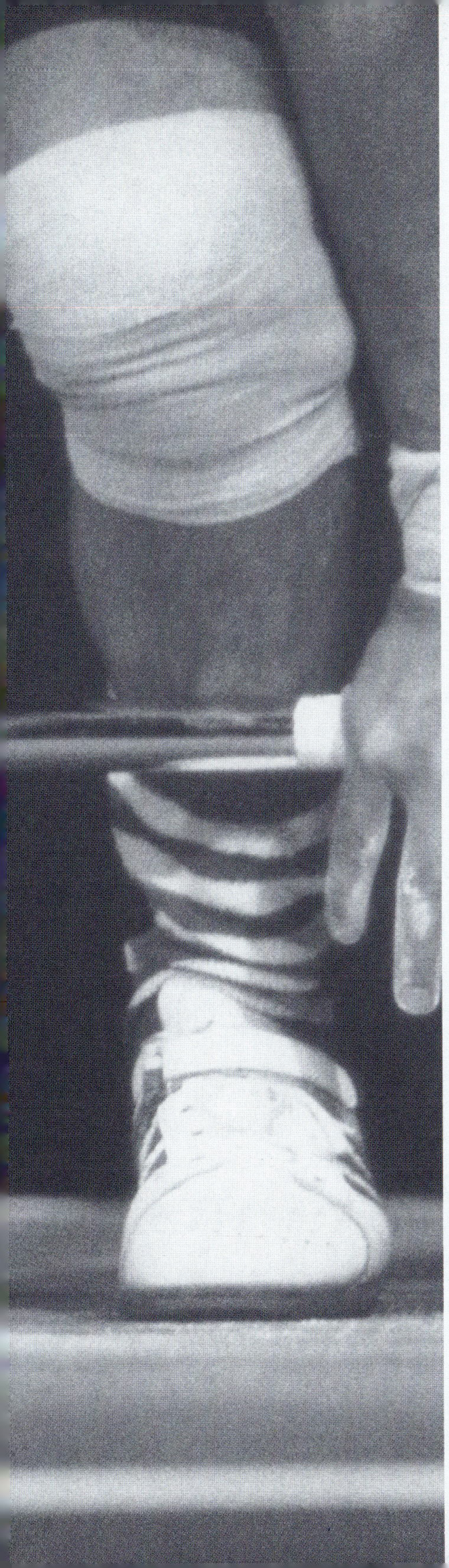

Wie schädlich ist Übergewicht?

Es gibt heute keine Zweifel mehr darüber, dass sich Übergewicht schädlich auf Leib und Seele auswirkt. Je ausgeprägter es ist und je länger es besteht, desto ernster bedroht Übergewicht die Gesundheit. Nicht jeder Übergewichtige erkrankt zwangsläufig, denn es müssen zusätzliche Faktoren wie erbliche Belastung vorhanden sein, um eine Schädigung herbeizuführen. Dennoch sind die Beschwerden häufig und nehmen mit steigendem Alter zu. Auch die seelischen Probleme nehmen eine wichtige Rolle ein.

Seelische Folgen des Übergewichts

Mehr als unter den gesundheitlichen Folgen leiden Übergewichtige oft unter einer Benachteiligung im täglichen Leben. Lange bevor Gesundheitsstörungen auftauchen, müssen viele Betroffene unliebsame Erfahrungen in Beruf und Freizeit machen. Der Kult in den Medien und in der Modewelt um das »super-ultraschlanke« Körperbild bleibt nicht ohne Wirkung. Obwohl dieses Schönheitsideal einen Gewichtszustand beschreibt, der weit unter dem liegt, was man als medizinisch wünschenswertes Normalgewicht bezeichnen würde, schielen die meisten Mitmenschen bewundernd nach den untergewichtigen Models. Ist es schon für Schlanke schwierig, sich mit diesen spindeldürren Vorbildern zu messen, so liegen für Übergewichtige gar Welten dazwischen.

Nichtsdestotrotz hat sich unsere Gesellschaft auf dieses, für die meisten unerreichbare Ideal eingestellt: Die Dünnen werden mit Bewunderung belohnt, die Dicken mit Geringschätzung bestraft. Diese Wertung läuft oft unbewusst ab und wird gerne geleugnet, schimmert aber in fast allen Lebensbereichen durch.

Das beginnt bereits beim Kleider- und beim Lebensmittelkauf. Nur Übergewichtige wissen, wie schwer es ist, etwas Geeignetes oder gar Modisches in »Übergrößen« zu finden. Denn die Mode orientiert sich fast ausschließlich an den ultraschlanken Mannequins. Und dann die Blicke im Supermarkt, wenn der Korb zu voll ist ...

Noch bedenklicher aber ist, dass man – wie Umfragen gezeigt haben – dicken Menschen häufiger als schlanken schlechte Eigenschaften zutraut, wie z.B. Faulheit, geringe Intelligenz, mangelnde Geschicklichkeit, Willensschwäche, Ungepflegtsein. Solche Einschätzungen sind beleidigend und entbehren jeder Grundlage. Es ist völlig unsinnig, den Charakter eines Menschen nach seinem Körpergewicht zu beurteilen. Vorurteile bestehen bereits bei Kindern. Dicke Kinder werden gerne gehänselt und sind als Spielkamerad oft nicht sehr beliebt. Bei einer Befragung von Sechsjährigen war das dicke Kind als Spielkamerad am allerwenigsten gefragt.

Vielleicht sind Ihnen derartige Erfahrungen erspart geblieben. Aber möglicherweise ist es für Sie auch ein gewisser Trost zu wissen, dass Sie nicht der/die Einzige sind und dass die meisten Übergewichtigen mit derartigen Vorurteilen zu kämpfen haben. Obwohl durchwegs unberechtigt, sind sie doch in den Köpfen vieler fest verankert.

Um besser damit umgehen zu können, sollten Sie sich immer vor Augen halten:

- Vorurteile gegenüber Übergewichtigen entbehren jeder Grundlage. Ich lasse mir keine falschen Eigenschaften andichten!
- Die Vorurteile sind nicht durch mein persönliches Fehlverhalten entstanden!
- Durch mein Verhalten zeige ich deutlich, dass keines dieser Vorurteile zutrifft.

Übergewichtige werden auch im Beruf häufig benachteiligt. Die Misere beginnt schon bei der Arbeitsplatzsuche: Viele Firmen wollen überhaupt keine Übergewichtigen oder nur bedingt. In den USA lehnten 16% der Firmen die Einstellung kategorisch ab und 44% stellten Dicke nur »unter bestimmten Voraussetzungen« ein. Logischerweise sind auch die beruflichen Aufstiegschancen schlechter als bei den schlanken Mitstreitern. Vom Getuschel und Gerede hinter dem Rücken der Übergewichtigen ganz zu schweigen. Wie sehr Übergewichtige im Arbeitsleben benachteiligt sind, wird meistens unterschätzt, da dieses Thema in der Öffentlichkeit praktisch tabu ist.

So können Sie Vorurteile im Berufsleben abbauen

- Gehen Sie selbstbewusst auf Ihre Kollegen zu.
- Sprechen Sie Ihr Gewichtsproblem offen an, es sollte kein Tabu-Thema sein.
- Zeigen Sie, welche Fähigkeiten und Talente in Ihnen stecken!
- Achten Sie auf Ihr Äußeres, in jeder Kleidergröße sind geschmackvolle Outfits möglich – ob elegant, lässig oder praktisch.
- Verstecken Sie sich nicht hinter Ihren Pfunden, sondern übernehmen Sie öfter mal »herausragende« Aufgaben!

Bedauerlicherweise sind selbst manche Ärzte, Krankenschwestern und -pfleger oder andere Beschäftigte im Gesundheitswesen nicht frei von Vorurteilen gegenüber ihren wohlbeleibten Patienten. Die Betroffenen spüren dies sehr wohl und fühlen sich zuweilen respektlos behandelt und zurückgesetzt. Diesen Vorwurf erhoben in einer amerikanischen Umfrage 80% der Übergewichtigen und ähnliche Erfahrungen schildern Dicke auch hierzulande.

Damit Sie erfolgreich Gewicht abnehmen, sollte unbedingt ein gutes Vertrauensverhältnis zwischen Arzt und Patient bestehen. Suchen Sie sich daher einen Arzt, von dem Sie sich verstanden und mit Respekt behandelt fühlen!

Übergewicht und Partnerschaft

All die genannten Einflüsse (Schlankheitsideal) wirken sich auch im zwischenmenschlichen Bereich aus. Die Anziehung durch das andere Geschlecht ist mit einigen Hürden versehen. Die meisten Dicken klagen über mangelnde Beachtung durch ihre schlanken Geschlechtsgenossen. Vor allem Frauen sind bei der Partnersuche erheblichen Vorurteilen ausgesetzt. In den meisten Fällen ziehen sich Übergewichtige in ein Schneckenhaus zurück und meiden Situationen, in denen sie allzu leicht Enttäuschungen erleben könnten, wie Tanzvergnügungen, Sportveranstaltungen, Partys etc.

Nehmen Sie sich selbst nicht die Chance, Kontakte zu knüpfen und andere Menschen kennen zu lernen! Führen Sie sich vor Augen, dass Ihre Ängste unbegründet sind, auch wenn Übergewichtige bei der Kontaktaufnahme vielleicht ein wenig mehr Mut aufbringen müssen als ihre

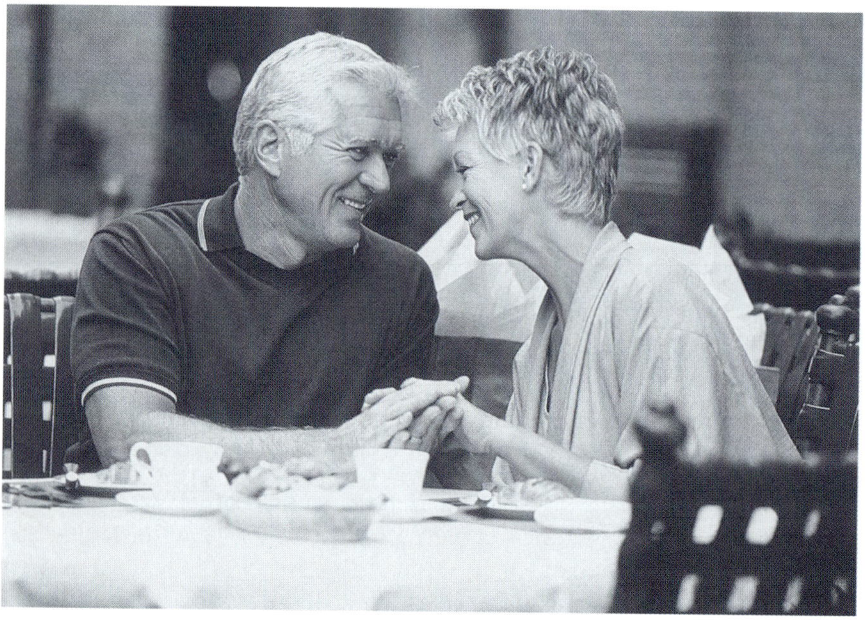

schlanken Zeitgenossen. Lassen Sie sich in keinen Teufelskreis hineinziehen: Wenn Sie mit Misserfolgen rechnen, werden Sie schließlich so verkrampft, dass Ihre »Misserfolgsrate« tatsächlich ansteigt.

Wenn Sie verheiratet sind oder eine andere feste Beziehung haben, dann sollten Sie wissen, dass das Übergewicht Anlass für Konflikte sein kann, aber nicht sein muss. Oft ist man selbst mit seinem Gewicht unzufrieden, doch für den Partner ist dies nebensächlich, er liebt Sie, so wie Sie sind. Störend wirkt eher die Art und Weise, wie Sie mit dem Gewichtsproblem umgehen, als die überflüssigen Pfunde selbst. Ein depressiver, nörgelnder und unzufriedener Partner ist – selbst wenn er schlank ist – oft schwerer zu verkraften als ein paar Kilo zu viel.

Wenn allerdings die Erwartungen des anderen nicht erfüllt werden, dann kommt es leicht zu Anspielungen auf das Übergewicht oder zu offener Kritik, was sich bis zur Krise ausweiten kann. Nicht selten suchen Übergewichtige ärztlichen Rat oder anderweitige Hilfe zur Gewichtsabnahme, um damit den Partner zufrieden zu stellen.

Dennoch sollten Sie sich darüber im Klaren sein, dass Übergewicht in einer Partnerschaft eher selten das einzige oder entscheidende Thema bei Streitigkeiten ist. Häufig wird allerdings das Gewichtsproblem in den Vordergrund gerückt und andere, vielleicht gravierendere Streitpunkte bleiben verborgen.

Entgegen der landläufigen Vorstellung sind Übergewichtige übrigens sexuell genauso aktiv und zufrieden wie schlanke Menschen. Auch die Gebärfähigkeit von übergewichtigen Frauen ist kaum beeinträchtigt. Gleiches gilt für die Zeugungsfähigkeit übergewichtiger Männer.

Gesundheitliche Folgen des Übergewichts

Warum interessiert sich Ihr Hausarzt überhaupt für Ihr Gewicht?
Sicher nicht aus Bosheit oder um Sie zu ärgern, sondern weil die Medizin heute genau weiß, dass Übergewicht auf Dauer Ihre Gesundheit ernsthaft bedrohen kann. Gesundheitliche Probleme treten umso häufiger auf, je ausgeprägter Ihr Übergewicht ist und je länger es besteht.

Übergewicht ist aber nicht für jeden Menschen gleich gefährlich. Die Lage wird dann besonders kritisch, wenn weitere Risikofaktoren ins Spiel kommen, wie z.B. Rauchen, ein erhöhter Cholesterinspiegel oder wenn in Ihrer Familie eine erbliche Veranlagung zu Zuckerkrankheit oder Herzkranzgefäßerkrankung besteht.

Typischerweise werden viele offensichtlichen Beschwerden verharmlost, weil die Betroffenen sich nicht eingestehen wollen, dass da irgendwo ein Zusammenhang mit ihrem Übergewicht bestehen könnte. Obwohl Übergewichtige oft rascher ermüden, beim Treppensteigen zu Atemnot neigen und häufig unter Gelenkbeschwerden leiden, gewöhnen sie sich daran, solche Einschränkungen als Normalzustand anzusehen. Sie passen sich an, denn sie wollen nicht durch Eingeständnis dieser Beschwerden an ihr Übergewicht erinnert werden oder andere Menschen darauf aufmerksam machen.

Heimtückischerweise entwickeln sich auch etliche Gesundheitsstörungen bei Übergewicht schleichend und bleiben deshalb lange unbemerkt. Obwohl sie zunächst oft symptomlos sind, können sie auf Dauer zu einer ernsten Gefahr werden. Auf den nächsten Seiten wollen wir Sie mit den wichtigsten Folgekrankheiten des Übergewichts vertraut machen. Dabei möchten wir Ihnen besonders vor Augen führen, dass die meisten »Zivilisationskrankheiten« kein unbeeinflussbares Schicksal sind, sondern sehr eng mit unserer Lebensweise in Verbindung stehen. In vielen Fällen lassen sich z.B. erhöhte Blutzuckerwerte oder ein Bluthochdruck deutlich bessern oder sogar völlig normalisieren, wenn Sie nur einige Kilogramm Gewicht abnehmen. Seien Sie also »auf der Hut«.

Achten Sie auf Beschwerden und sprechen Sie mit Ihrem Arzt darüber. Gehen Sie in regelmäßigen Abständen zum Gesundheitscheck. Wenn Sie übergewichtig sind, sollten wenigstens einmal im Jahr Blutzucker, Blutfette (Cholesterin und Triglyzeride), Harnsäure und Blutdruck überprüft und ein EKG geschrieben werden. Sollten sich dabei auffällige Befunde ergeben, sind weitergehende Untersuchungen und gegebenenfalls eine gezielte Behandlung angezeigt.

Stoffwechselstörungen

Metabolisches Syndrom oder Wohlstandssyndrom

Am »Wohlstandsbauch« lässt sich das metabolische Syndrom meist auf den ersten Blick erkennen. Bereits in den 40er-Jahren bemerkte der französische Arzt Dr. Jean Vague, dass stammbetontes Übergewicht Stoffwechselstörungen begünstigt. Nun muss natürlich nicht jeder Apfeltyp gleich ein metabolisches Syndrom entwickeln, aber das Risiko ist weitaus höher als bei unspezifischer Fettverteilung oder beim Birnentyp.

Was ist ein metabolisches Syndrom?

- stammbetontes Übergewicht (Apfeltyp)
- gestörter Fettstoffwechsel
  Triglyzeride erhöht
  gutes HDL-Cholesterin niedrig
  kleine, bösartige LDL-Cholesterin-Teilchen
- Bluthochdruck
- Typ-2-Diabetes oder gestörte Glucosetoleranz

Manchmal sind zusätzlich die Harnsäurewerte erhöht, was zu Gichtanfällen führen kann. Auch Störungen der Blutgerinnung können auftreten, wodurch das Blut dickflüssiger wird und es leichter zu Blutgerinnseln kommt. Bei Frauen finden sich häufiger eine »männliche« Körperbehaarung, mehr Androgene (= männliche Geschlechtshormone) und unregelmäßige Monatsblutungen.

Das Vollbild des Wohlstandssyndroms entwickelt sich meist langsam und schleichend, es müssen auch nicht immer alle Symptome vorhanden sein. Oft ist es zunächst nur ein kleines »Bäuchlein«, ein nicht ganz normaler Blutzuckerwert und manchmal ist auch der Blutdruck erhöht, aber nur »ein bisschen«. Und ganz allmählich, eher unbemerkt, entwickelt sich daraus ein behandlungsbedürftiger Typ-2-Diabetes, ein massiver Bluthochdruck und vielleicht noch eine Fettstoffwechselstörung.

Bisher gibt es noch keine eindeutigen Beweise, wie die einzelnen Störungen zusammenhängen. Eine wichtige Rolle spielt wahrscheinlich das vermehrte Bauchfett. Außerdem reagiert der Körper beim Wohlstandssyndrom auf sein eigenes Hormon Insulin aus der Bauchspeicheldrüse nur träge und unzureichend. Sicher ist aber, dass das Risiko für Herzinfarkt und Schlaganfall deutlich erhöht ist.

Was tun beim metabolischen Syndrom?

Wenigstens ein Viertel aller Deutschen entwickelt im Lauf des Lebens ein metabolisches Syndrom. Unsere erbliche Veranlagung hat zweifellos eine große Bedeutung, ob wir zu dieser Stoffwechselstörung neigen oder nicht. Wenn Sie familiär belastet sind, bedeutet dies aber keineswegs ein unabwendbares Schicksal. Denn erst durch eine falsche Lebensweise erhält das Wohlstandssyndrom seine Chance: zu viele Kalorien, zu viel Fett, zu wenig Ballaststoffe, Bewegungsmangel, Stress und Rauchen.

Beugen Sie deshalb rechtzeitig vor: Wenn Sie zur »Apfelform« neigen, dann bemühen Sie sich schon in jungen Jahren um eine »gesunde Lebensführung« und versuchen Sie, Ihr Gewicht im Normalbereich zu halten.

Wichtig ist eine gesunde Ernährung, wie wir sie ab Seite 108 beschrieben haben. Auch eine regelmäßige körperliche Bewegung wirkt sich sehr günstig aus, denn dadurch wird vor allem das Bauchfett »eingeschmolzen«. Wenn es Ihnen dann noch gelingt, Ihren Stress ein wenig zu vermindern, dann haben Sie schon viel erreicht.

So bauen Sie Stress ab

Stress verwandelt sich in eine Herausforderung, wenn Sie ihn positiv bewerten. Lassen Sie sich daher von hektischen Zeiten nicht überrollen, sondern bejahen Sie den Stress. Sie werden überrascht sein, was Sie wirklich leisten können.

Versuchen Sie, nicht das Gefühl aufkommen zu lassen, dass Ihnen alles über den Kopf wächst, sondern reihen Sie alle Vorkommnisse nacheinander nach ihrer Wichtigkeit ein. Arbeiten Sie diese Prioritätenliste Punkt für Punkt ab.

Erlernen Sie Entspannungsmethoden wie Autogenes Training oder Progressive Muskelrelaxation. Damit lassen sich kritische Phasen leichter überstehen. Ihr Arzt erklärt Ihnen gerne, wie die Methoden funktionieren, außerdem gibt es auch etliche Bücher zu diesem Thema.

Zuckerkrankheit (Diabetes mellitus)

Während beim Gesunden die Blutzuckerwerte nüchtern unter 100 mg/dl liegen und nach einer Mahlzeit nicht über 140 mg/dl ansteigen, sind sie beim Diabetiker meist wesentlich höher. Die Höhe des Blutzuckers wird von verschiedenen Hormonen reguliert, u.a. vom Insulin aus der Bauchspeicheldrüse. Insulin senkt den Blutzucker, indem es ähnlich wie ein Schlüssel die Körperzellen aufschließt, damit diese Zucker aus dem Blut aufnehmen und daraus Energie gewinnen können. Man unterscheidet im Wesentlichen zwei Formen der Zuckerkrankheit.

Typ-1-Diabetes

Der Typ-1-Diabetes beginnt meist im Kindes- oder Jugendalter, kann in seltenen Fällen aber auch erst bei Erwachsenen zum Vorschein kommen.

Da die Bauchspeicheldrüse wenig oder kein Insulin mehr bildet, ist das Spritzen von Insulin unumgänglich. Auf diese Diabetesform hat das Körpergewicht keinen wesentlichen Einfluss.

Typ-2-Diabetes

Der Typ-2-Diabetes tritt in der Regel nach dem 35. Lebensjahr auf, und zwar vor allem bei übergewichtigen Menschen. Immer öfter wird diese früher als »Altersdiabetes« bezeichnete Störung heute auch bei übergewichtigen Jugendlichen und jungen Erwachsenen beobachtet. Obwohl diese Diabetesform erblich bedingt ist, kommt es aber meist erst durch Überernährung oder Übergewicht zum Ausbruch der Krankheit.

Im Deutschland der Nachkriegszeit, als fast alle Menschen schlank bis untergewichtig waren, war der Typ-2-Diabetes so gut wie verschwunden. Erst als die Bundesbürger mit steigendem Wohlstand an Gewicht zulegten, tauchte diese Diabetesform wieder auf und ist heute eine »Volkskrankheit«. Man schätzt, dass mindestens fünf Millionen Deutsche davon betroffen sind.

Obwohl das Risiko für den Typ-2-Diabetes selbst bei geringem Übergewicht deutlich ansteigt, wird nicht jeder Übergewichtige zwangsläufig zuckerkrank. Im Gegenteil, die meisten Übergewichtigen bleiben davon verschont, da sie nicht erblich vorbelastet sind. Deshalb ist das Diabetesrisiko bei Übergewicht besonders hoch, wenn bereits andere Familienmitglieder zuckerkrank sind.

Ein leicht bis mäßig erhöhter Blutzucker verursacht nur gelegentlich Beschwerden, oft bleibt der Typ-2-Diabetes mehrere Jahre unentdeckt. Auch wenn er Ihnen keine Beschwerden macht, gefährdet der erhöhte Blutzuckerspiegel auf Dauer Ihre Blutgefäße und Nerven. Dadurch können Schäden an Nieren, Augenhintergrund (Sehverlust), Herzkranzgefäßen (Herzinfarkt) und am Nervensystem (Taubheitsgefühl an den Füßen) entstehen, um nur die wichtigsten Spätkomplikationen zu nennen.

Die Rolle des Insulins beim Typ-2-Diabetes

Beim Typ-2-Diabetes ist zu Beginn der Erkrankung reichlich eigenes Insulin vorhanden, auf das der Körper allerdings nur träge reagiert. Diese gestörte Insulinempfindlichkeit wird auch als Insulinresistenz bezeichnet. Wir wissen heute, dass Übergewicht diese Insulinresistenz auslöst bzw. verstärkt. Durch die Insulinresistenz sieht sich die Bauchspeicheldrüse gezwungen, noch mehr Insulin zu produzieren. Dies führt beim Typ-2-Diabetiker schließlich zu einer Erschöpfung des Organs und zum Rückgang der Insulinproduktion. Eine erblich nicht vorbelastete Bauchspeicheldrüse kann sich an die veränderte Situation anpassen und auch auf Dauer mehr Insulin bilden.

Diese Beschwerden können auf einen Typ-2-Diabetes hindeuten:

- verstärkter Durst
- häufigeres Wasserlassen
- Müdigkeit, Leistungsabfall
- Juckreiz
- schlecht heilende Wunden
- häufige Infektionen, Pilzbefall

Was tun beim Typ-2-Diabetes?

Wenn Sie einen Typ-2-Diabetes haben, dann ist die erste und wichtigste Behandlungsmaßnahme das Gewichtabnehmen, verbunden mit einer Ernährungsumstellung. Dies führt fast immer zu einer raschen Besserung oder sogar Normalisierung der Blutzuckerwerte. Oft genügt dafür bereits ein Gewichtsverlust von 5 bis 10 kg.

Als Diabetiker sollte man sich »anders« ernähren. Wenn Sie sich an unsere Ernährungsempfehlungen zur Gewichtsabnahme halten, so praktizieren Sie bereits die moderne »Diabetesdiät«.

Lässt sich Ihr Blutzucker damit nicht ausreichend senken, dann kommen Tabletten (z.B. Metformin oder Sulfonylharnstoffe) oder Insulin zum Einsatz. Eine Diabeteskost ist trotzdem unverzichtbar und Sie sollten auch bestrebt sein, weiter Gewicht abzunehmen – langfristig können Sie dadurch eventuell viele Medikamente einsparen oder sogar ganz davon loskommen.

Fettstoffwechselstörungen

Cholesterin und Triglyzeride sind wichtige Fettteilchen, die man auch im Blut messen kann. Bei Übergewichtigen findet man typischerweise erhöhte Triglyzeridwerte, während das Gesamtcholesterin oft normal oder nur leicht erhöht ist. Allerdings ist das »günstige« HDL-Cholesterin meist zu niedrig, das »gefährliche« LDL-Cholesterin dagegen oft etwas zu hoch. Diese Blutfett-Konstellation ist deshalb gefürchtet, weil sie die Entstehung von Durchblutungsstörungen – besonders an den Herzkranzgefäßen – fördert. Und damit steigt letztendlich auch das Risiko, einen Herzinfarkt oder Schlaganfall zu erleiden.

Das »günstige« HDL-Cholesterin schützt die Blutgefäße,
das »gefährliche« LDL-Cholesterin fördert dagegen die Arteriosklerose (Gefäßverkalkung).

Die wirksamste Behandlung von Fettstoffwechselstörungen bei Übergewicht besteht zweifellos darin, abzunehmen. Dadurch kommt es meist rasch zur erwünschten Besserung der Blutfette. Das »gute« HDL-Cholesterin kann zwar im Rahmen einer Diät etwas abfallen, steigt bald danach aber über den Ausgangswert hinaus an.

Wie hoch sollen die Blutfettwerte sein?

Die Triglyzeride sollten unter 150 mg/dl liegen. Der Gesamtcholesterinwert sollte idealerweise 200 mg/dl nicht überschreiten, wobei das »gute« HDL-Cholesterin bei Frauen höher als 55 mg/dl, bei Männern höher als 45 mg/dl sein sollte. Der LDL-Wert sollte in jedem Fall unter 150 mg/dl liegen, als ideal wird heute ein Wert um 100 mg/dl angesehen. Bei der Bestimmung der Blutfette müssen Sie nüchtern sein.

Übrigens: 80 % des Cholesterins im Blut bildet der Körper selbst, nur 20 % stammen aus der Nahrung. Cholesterin kommt in pflanzlicher Kost nicht vor und findet sich nur in tierischen Nahrungsmitteln.

- Reich an Cholesterin sind Eigelb (Eiweiß enthält kein Cholesterin),
- fettreiche Fleisch- und Wurstwaren
  (Achtung: das Fett ist nicht immer sichtbar!),
- Innereien,
- Schalen- und Krustentiere (z.B. Krabben, Hummer, Muscheln),
- bestimmte Fischsorten (z.B. Aal, Waller),
- fettreiche Milchprodukte inkl. fettreicher Käsesorten.

Was führt zu einem hohen Cholesterinspiegel?

Ein hoher Cholesterinspiegel ist häufig verursacht durch vererbte Störungen im Cholesterinstoffwechsel und/oder falsche Ernährung (Übergewicht und fettreiche Kost). Der Cholesterinspiegel im Blut ist deshalb so bedeutsam, weil bei zu hohen Werten Cholesterin teilweise in die Gefäßwände eingelagert wird, was langfristig die Arteriosklerose (= Gefäßverkalkung) fördert und letztendlich zum Herzinfarkt führen kann.

Wenn das Gesamtcholesterin über 200 mg/dl liegt, sollte immer auch der HDL- und LDL-Anteil bestimmt werden. Sowohl ein hohes LDL-Cholesterin (über 150 mg/dl) als auch ein zu niedriges HDL-Cholesterin (unter

45 mg/dl beim Mann und kleiner als 55 mg/dl bei der Frau) sind verantwortlich für die Entwicklung von Herzinfarkt und anderen Gefäßkomplikationen. Sind zudem noch andere Risikofaktoren wie Rauchen, Zuckerkrankheit, Bluthochdruck oder eine Familienbelastung für Gefäßkrankheiten vorhanden, dann steigt das Risiko erheblich an. Um Ihren Cholesterinwert einschätzen zu können, sollten Sie mit Ihrem Arzt sprechen.

Was tun bei hohem Cholesterinspiegel?

Geringe Cholesterinerhöhungen (bis zu 250 mg/dl; der Durchschnittswert in der deutschen Bevölkerung liegt bei 240 mg/dl) lassen sich oft durch Ernährungsumstellung und eine Gewichtsabnahme von wenigen Kilo entscheidend bessern oder sogar normalisieren. Sie brauchen nur die Ernährungsempfehlungen ab Seite 108 zur Gewichtsabnahme zu befolgen, und schon haben Sie eine optimale Therapie gegen erhöhten Cholesterinspiegel und die meisten Fettstoffwechselstörungen. Auf »Cholesterinzählen« können Sie dann verzichten.

Wenn Sie noch andere Risikofaktoren haben oder die Cholesterinwerte immer noch zu hoch sind, kann die zusätzliche Gabe von Medikamenten notwendig werden. Meist werden heute CSE-Hemmer (= Statine) verordnet, sie sind äußerst wirksam und gut verträglich. Daneben gibt es auch andere Medikamente, mit denen sich gestörte Blutfette gut behandeln lassen. Ihr Arzt kann Sie diesbezüglich sicher beraten.

Gicht

Ist Ihr Harnsäurespiegel im Blut zu hoch (ab 6,5 mg/dl), dann können Harnsäurekristalle entstehen, die sich im Gewebe ablagern und zu Gelenkentzündungen und Nierensteinen führen. Dieses Krankheitsbild bezeichnet man als Gicht. Männer sind davon wesentlich häufiger betroffen als Frauen.

Häufigste Ursache der Gicht ist eine erbliche Stoffwechselstörung, die aber meist nur unterschwellig besteht und erst durch Übergewicht oder eine falsche Ernährungsweise zum Ausbruch kommt. Ungünstig sind eine purinreiche und fettreiche Kost, aber auch ein hoher Alkoholkonsum. Auch wenn Sie erblich belastet sind, können Sie Gichtbeschwerden durch eine gezielte Ernährung fast immer vermeiden.

Was sind Purine?

Purine sind Nahrungsbestandteile, die zu Harnsäure abgebaut und über den Urin ausgeschieden werden. Ist die Harnsäureausscheidung wie bei der Gicht gestört, dann sollten Sie auf besonders purinreiche Lebensmittel weitgehend verzichten.

Besonders purinreiche Lebensmittel:

Innereien,
einige Fischsorten (Bückling, Hering, Ölsardinen, Räucherlachs, Sprotten, Hummer, Krabben, Muscheln),
bestimmte Gemüsearten (Bohnen, Linsen, Erbsen, Anchovis).

Je höher der Harnsäurespiegel ist, desto wahrscheinlicher wird das Auftreten von Symptomen (bei über 9 mg/dl bleibt kaum jemand davon verschont). Beim typischen Gichtanfall kommt es zu heftigen Schmerzen an einzelnen Gelenken, die dann auch geschwollen und gerötet sind. Meist ist das Grundgelenk der großen Zehe betroffen.

Was tun bei Gicht?

Ob eine Diät ausreicht oder ob Sie zusätzlich Medikamente brauchen, hängt davon ab, wie stark Ihre Harnsäure erhöht ist und wie ausgeprägt Ihre Beschwerden sind. Am wichtigsten ist aber, dass Sie Ihr Übergewicht abbauen. Allein durch Gewichtsabnahme lässt sich in vielen Fällen der Harnsäurespiegel senken oder gar normalisieren. Wir weisen auf unsere Ernährungsempfehlungen zur Gewichtsabnahme hin. Wenn Sie auf eine fettarme Kost mit reduzierter Kalorienmenge achten sowie sehr purinreiche Nahrungsmittel vermeiden, genügt dies vollauf. Schränken Sie Ihren Alkoholkonsum ein (ein bis höchstens zwei alkoholische Getränke am Tag, z.B. ein Glas Wein oder Bier). Schlemmerorgien wie Festessen, Buffets etc. sind besonders gefährlich, da durch übermäßige Nahrungsmengen ein Gichtanfall ausgelöst werden kann.

Hinweis

Wenn Sie sehr rasch Gewicht abnehmen (Kalorienzufuhr unter 1000 kcal am Tag oder im Rahmen von Formula-Diäten, siehe Seite 144), kann Ihr Harnsäurespiegel stark ansteigen. Einerseits fällt durch den verstärkten Zellabbau mehr Harnsäure an, andererseits führen Stoffwechselveränderungen im Körper zu einem sauren Milieu, das die Harnsäureausscheidung im Urin noch weiter verschlechtert.

Um vorzubeugen, sollten Sie deshalb genug trinken (2 bis 3 Liter am Tag); wenn dies nicht ausreicht, kann auch das Harnsäure senkende Medikament Allopurinol gegeben werden.

Herz- und Kreislauf-Erkrankungen

Bluthochdruck (Hypertonie)

Wenn bei Ihnen wiederholt Werte über 140/90 mmHg gemessen werden, dann haben Sie einen Bluthochdruck, in der Fachsprache auch Hypertonie genannt. Manchmal kann eine Nierenerkrankung oder eine Hormonstörung dahinter stecken. Meist lässt sich aber trotz sorgfältiger Diagnostik keine eigentliche Ursache finden, man spricht dann vom essentiellen Bluthochdruck. Diese bei weitem häufigste Hochdruckform ist oft erblich bedingt, wird aber stark begünstigt durch Übergewicht, hohen Alkohol- und Salzkonsum sowie Dauerstress.

Übergewicht fördert die Entstehung von Bluthochdruck in besonderer Weise: Etwa zwei Drittel aller Hochdruckkranken bringen zu viele Pfunde auf die Waage.

Ein hoher Blutdruck muss nicht wehtun und entwickelt sich oft heimlich, still und leise. Mitunter kommt es zu Symptomen wie Unruhe, Kopfschmerzen, Müdigkeit, Schwindelgefühl oder Flimmern vor den Augen.

Ein hoher Blutdruck sollte aber auch behandelt werden, wenn er keine Beschwerden verursacht, da Sie sonst bleibende Schäden an Herz und Blutgefäßen riskieren. Durch eine gute Blutdruckeinstellung können Sie Folgekrankheiten wie Schlaganfall, Herzinfarkt, Augen- oder Nierenschäden weitgehend vermeiden.

Was tun bei Bluthochdruck?

Wenn Sie Übergewicht haben, ist die Gewichtsabnahme der wichtigste Schritt zur Blutdrucksenkung. Jedes Kilogramm, das Sie verlieren, senkt Ihren Blutdruck um etwa 1 bis 2 mmHg. Oft bessert schon eine Gewichtsabnahme von 5 bis 10 kg die Blutdruckwerte ganz erheblich. Dadurch können auch Medikamente reduziert oder ganz weggelassen werden. Unsere Ernährungsempfehlungen zum Abnehmen (siehe Seite 108) – echte Allheilmittel gegen etliche Erkrankungen – helfen Ihnen, auch bei Bluthochdruck einen geeigneten Speiseplan aufzustellen.

Zusätzlich sollten Sie Ihren Kochsalzverbrauch auf höchstens 5 bis 6 g pro Tag einschränken (bei unserer Durchschnittskost kommen wir auf etwa 10 bis 15 g Kochsalz).

So reduzieren Sie Ihren Salzkonsum

- Beim Kochen sparsam mit dem Salzstreuer umgehen, lieber zu schmackhaften frischen Kräutern greifen.
- Auf das Nachsalzen bei Tisch verzichten.
- Salzreiche Nahrungsmittel wie herzhafte Knabbereien, Fertiggerichte aller Art, geräucherte Lebensmittel, Gewürzmischungen etc. meiden.
- Achten Sie bei Ihrem Mineralwasser auf Natriumwerte unter 20 mg pro Liter.
- Sie können auch Salzersatzmittel verwenden.

Obwohl viele das glauben: Bohnenkaffee hat keinen wesentlichen Effekt auf den Blutdruck. Sofern Sie keine Herzrhythmusstörungen haben, dürfen Sie ihn ruhig in Maßen genießen. Bei Alkohol sollten Sie sich aber möglichst zurückhalten, weil er nicht nur viele »über«flüssige Kalorien enthält, sondern auch den Blutdruck steigert.

Und vergessen Sie nicht: Regelmäßige körperliche Betätigung und eine Lebensweise mit Entspannungspausen senken ebenfalls Ihren erhöhten Blutdruck.

Wer einen hohen Blutdruck hat, sollte selbst jeden Tag seinen Blutdruck messen. Das ist besonders wichtig, wenn Medikamente eingenommen werden. Nur so lässt sich sicherstellen, dass die Zielwerte im Alltag auch erreicht werden.

So messen Sie richtig Blutdruck

Unmittelbar vor dem Messen sollten Sie keine großen körperlichen Anstrengungen unternehmen und einige Minuten (5 bis 10 Min.) ruhig sitzen bleiben. Messen Sie immer am selben Arm, da es oft Seitenunterschiede gibt. Nehmen Sie zur täglichen Kontrolle den Arm mit dem höheren Wert.

Lassen Sie sich die Details der Messung von Fachpersonal erklären und üben Sie sofort.

Herzinfarkt und Schlaganfall

Herz-Kreislauf-Erkrankungen, die durch eine Gefäßverkalkung bedingt sind und zu Herzinfarkt und Schlaganfall führen können, stellen heute die häufigste Todesursache dar. Ihre Entstehung wird durch eine Reihe von Risikofaktoren begünstigt, am bedeutsamsten sind

- Fettstoffwechselstörungen (vor allem hohes LDL-Cholesterin)
- Bluthochdruck
- Zuckerkrankheit
- Rauchen

Diese Risikofaktoren beobachten wir – vom Rauchen abgesehen – bei Übergewichtigen wesentlich häufiger. Es überrascht daher nicht, dass Übergewichtige ebenfalls häufiger einen Herzinfarkt oder Schlaganfall erleiden als Schlanke.

Doch auch wer keine derartigen Risikofaktoren besitzt, hat allein durch sein Übergewicht ein erhöhtes Herzinfarktrisiko. Allerdings nimmt man an, dass es Jahrzehnte dauern kann, bis sich dieses erhöhte Infarktrisiko bemerkbar macht, beispielsweise mit Schmerzen in der Brust. Und wenn der Ernstfall eintritt, dann scheinen Übergewichtige schlechtere Überlebenschancen zu haben als Schlanke.

Als weiterer Nachteil kommt hinzu, dass lebensrettende Maßnahmen wie Herzkatheter, Aufdehnung verengter Herzkranzgefäße (PTCA) und Bypass-Operation am Herzen bei Übergewichtigen schwieriger und komplikationsträchtiger als bei Schlanken sind.

Die richtige Vorbeugung

Sie sollten in jedem Fall eine gesündere Lebensweise anstreben und Ihre Ernährung umstellen. Unsere Diät-Empfehlungen zur Gewichtsabnahme (siehe Seite 108) eignen sich auch, um Herz-Kreislauf-Erkrankungen entgegenzuwirken. Wenn Sie dann noch ein paar Kilo abnehmen, verringert sich Ihr gesundheitliches Risiko erheblich. Auch regelmäßige körperliche Bewegung stählt und schützt zugleich Herz, Gefäße und Kreislauf. Durch diese Maßnahmen können sich sogar bereits bestehende Gefäßverkalkungen wieder etwas zurückbilden.

Herzschwäche (Herzinsuffizienz)

Für jedes Kilo zu viel muss Ihr Herz zusätzliche Pumparbeit leisten. Übergewicht bedeutet für dieses Organ eine ständige Mehrbeanspruchung und führt nicht selten zu einer Verdickung des Herzmuskels. Auf lange

Sicht kann das Herz dieser Dauerbelastung oft nicht standhalten und es entwickelt sich eine Herzschwäche. Besonders ausgeprägte Fälle beobachtet man bei starkem Übergewicht (etwa ab BMI 35), was dann sogar lebensbedrohlich werden kann.

Bereits eine Gewichtsabnahme von wenigen Kilo entlastet Ihr Herz deutlich, bessert Beschwerden wie Kurzatmigkeit oder Beinödeme und erhöht Ihre Leistungsfähigkeit.

Venenleiden

Überbleibsel aus der Schwangerschaft, Nebeneffekt der Pille oder erbliche Veranlagung – nur wenige bleiben im Lauf ihres Lebens gänzlich von Krampfadern verschont. Dass auch Übergewicht dieses Venenleiden begünstigt, ist vielen gar nicht bewusst.

Die Venen transportieren sauerstoffarmes Blut zum Herzen. Um zu verhindern, dass das Blut in die falsche Richtung zurückfließt, sind sie mit ventilähnlichen Klappen ausgestattet. Schließt eine Klappe nicht mehr richtig, dann staut sich das Blut in diesem Venenabschnitt, die betroffene Vene schwillt an und es entsteht eine so genannte Krampfader. Besonders anfällig dafür sind unsere Venen an den Beinen.

Da die Venen im Unterhautfettgewebe zwischen Haut und Muskeln liegen, wird der Rücktransport des Blutes normalerweise durch Muskelbewegungen unterstützt. Wenn die Fettschicht zu dick ist, funktioniert diese Muskelpumpe nicht mehr richtig. Außerdem werden die Venenklappen durch die Fettschicht auseinander gezogen, sodass sie nicht mehr richtig schließen. Wenn sie tiefer unter der Haut liegen, dann sind Krampfadern oft nicht sichtbar, können aber trotzdem zu Symptomen führen.

Häufige Beschwerden sind Spannungsgefühl und Schwellungen an Füßen und Beinen. Die erweiterten Venen sind anfällig für schmerzhafte Entzündungen, die meist als gerötete Stellen ins Auge springen. Manchmal entwickelt sich auch ein Unterschenkelgeschwür, im Volksmund »offenes Bein« genannt, das schwierig zu behandeln ist und nur langsam abheilt. Infolge des gestörten Blutflusses können sich in den Krampfadern auch gefährliche Blutgerinnsel (Thrombosen) bilden. Sie können Schmerzen, Schwellung und Hautrötung verursachen, aber auch nahezu unbemerkt verlaufen, was besonders gefährlich ist, da eine entsprechende Behandlung dann unterbleibt. Seien Sie daher auf der Hut: Lassen Sie plötzlich auftretende Schmerzen, Schwellungen oder Hautrötungen an den Beinen unverzüglich ärztlich abklären.

Eine Gewichtsabnahme verbessert die Situation für Ihre Venen. Machen Sie regelmäßig »Venengymnastik«, z.B. Fußkreisen oder den Fuß auf- und abbewegen bei gestrecktem Bein. Auch jede körperliche Bewegung fördert den Blutfluss in Ihren Venen und beugt Krampfadern vor.

Andere Folgen

Erkrankungen der Gelenke

Im Laufe des Lebens kommt es bei vielen Menschen – bei manchen früher, bei anderen später – zu Verschleißerscheinungen an den Gelenken. Der Knochen ist im Gelenkbereich von einer schützenden Knorpelschicht überzogen. Nutzt sich diese Knorpelschicht ab, z.B. infolge eines hohen Drucks, der auf ihr lastet, dann wird auch der darunter liegende Knochen geschädigt, und es entsteht eine so genannte Arthrose. Häufige Beschwerden sind Schmerzen, Schwellungen und eingeschränkte Beweglichkeit.

Übergewicht bedeutet eine enorme Mehrbelastung für unser Skelettsystem. Besonders beansprucht – und daher besonders anfällig – sind Hüft-, Knie-, Knöchelgelenke und die Wirbelsäule. Für eine Arthrose kommen zwar oft verschiedene Ursachen in Betracht wie Alter, Gicht, Rheuma, Entzündungen oder Fehlstellungen der Gelenke, aber zweifellos kann Übergewicht auch allein eine Arthrose verursachen oder eine bereits bestehende verschlimmern.

Welche Bedeutung das Übergewicht beim Thema Gelenkerkrankungen hat, lässt sich alleine daran erkennen, dass Gelenkbeschwerden bei Übergewichtigen die häufigste Ursache für Fehlzeiten am Arbeitsplatz und für vorzeitige Berentung sind.

Was tun gegen Gelenkerkrankungen?

Bereits eine Gewichtsabnahme von etwa 5 bis 10 Kilo führt zu einer deutlichen Entlastung der statischen Verhältnisse und verhindert ein weiteres Fortschreiten der Gelenkschädigung. Mit jedem Pfund, das Sie verlieren, lassen aber nicht nur Ihre Beschwerden nach, Sie werden auch beweglicher. Der Spruch »Wer rastet, der rostet« trifft besonders für unsere Gelenke zu, deren Funktion nur dann erhalten bleibt, wenn Sie regelmäßig bewegt werden. Allerdings sollten Sie dies auch nicht übertreiben – zu viel schadet nämlich genauso wie zu wenig.

Schlaf-Atmungsstörungen (Schlaf-Apnoe-Syndrom)

Übergewichtige leiden gehäuft unter Atmungsstörungen während des Schlafs. Dieses Beschwerdebild wird vor allem bei ausgeprägtem Übergewicht (ab BMI 35) beobachtet. Es sind überwiegend Männer betroffen, besonders Schnarcher. Typisch ist ein unruhiger Nachtschlaf, der immer wieder unterbrochen wird, da es zu vielen kurzen Atempausen kommt. Manche können nur im Sitzen schlafen. Tagsüber fühlen sich die Betroffenen ständig müde oder nicken sogar öfter ein. In manchen Fällen steht nicht die Müdigkeit, sondern ein Energieverlust im Vordergrund, dann wird die Störung gern verkannt.

Für diese Schlaf-Atmungsstörungen kommen verschiedene Ursachen in Betracht, die letztendlich die Funktion von Lunge und Bronchien beeinträchtigen und zu einem Sauerstoffmangel im Körper führen:

- Fettansammlungen im Halsbereich engen die Atemwege ein.
- Fettansammlungen im Bauch- und Brustbereich führen zu einer Minderbelüftung der unteren Lungenabschnitte.
- Andere Ursachen (Schlafregulation im Gehirn?).

Wichtigste Behandlungsmaßnahme ist in jedem Fall die Gewichtsabnahme. In vielen Fällen ist eine Überdruckbeatmung durch die Nase erforderlich.

Auch wenn kein solches Schlaf-Apnoe-Syndrom vorliegt, beeinträchtigen ausgeprägte Fettdepots die Atemfunktion. Es kommt besonders in den unteren Lungenabschnitten zu einer Minderbelüftung, was dann leichte Kurzatmigkeit, aber auch eine erhöhte Anfälligkeit für Lungenentzündungen zur Folge haben kann.

Gallensteine

Ändert sich die Zusammensetzung der Gallenflüssigkeit, z.B. wenn sie zu viel Cholesterin enthält, dann können Gallensteine entstehen. Übergewicht sowie eine fettreiche und ballaststoffarme Ernährung begünstigen auf diese Weise die Bildung von Gallensteinen. Allerdings spielen noch andere Faktoren eine Rolle, sodass nicht zwangsläufig jeder Übergewichtige davon betroffen ist. Besonders gefährdet sind Frauen ab 40 Jahren.

Mit einer fettarmen und ballaststoffreichen Kost (entspricht unseren Ernährungsempfehlungen auf Seite 108) können Sie erfolgreich vorbeugen. Sie sollten auch Gewicht abnehmen, gehen Sie dabei aber behutsam vor: 0,5 bis 1 kg pro Woche genügt völlig. Wenn Sie Ihre Pfunde allzu schnell verlieren, kann die Steinbildung ebenfalls gefördert werden.

Krebserkrankungen

Die Ernährung spielt bei der Entstehung etlicher Krebserkrankungen eine bedeutsame Rolle. Besonders gefährdet für Gebärmutterkrebs sind zum Beispiel ältere Frauen mit Übergewicht. Die überflüssigen Pfunde sowie eine fettreiche Kost scheinen auch das Risiko für Dickdarm-, Brust-, Eierstock- und Prostatakrebs zu erhöhen. Auch für andere Krebsarten wurde zumindest ein leicht erhöhtes Risiko bei Übergewicht gefunden.

Leben »Dicke« gefährlicher?

Erhöhtes Unfallrisiko

Tatsächlich wurde in verschiedenen Untersuchungen festgestellt, dass Übergewichtige häufiger Unfälle erleiden als Ihre schlankeren Zeitgenossen. Warum ist das so? Die nahe liegende Erklärung ist, dass Übergewichtige weniger gut beweglich sind und daher in gefährlichen Situationen nicht rasch genug reagieren.

Erhöhtes Operationsrisiko

Die meisten Operationen sind bei Übergewichtigen schwieriger durchzuführen und mit mehr Komplikationen belastet als bei Normalgewichtigen. Beispielsweise werden häufiger Wundheilungsstörungen und Lungenentzündungen beobachtet. Denn eine dickere Unterhautfettschicht vergrößert die Wundfläche und verzögert die Heilung, und Fettansammlungen im Bereich von Brust und Bauch behindern die Lunge beim Atmen.

Es kann daher passieren, dass Übergewichtige für bestimmte Operationen abgelehnt werden, falls sie nicht bereit sind, vorher Gewicht abzunehmen. Man kann über die Berechtigung solcher Entscheidungen gewiss streiten. Tatsache ist jedoch, dass z.B. Herz- und Hüftgelenksoperationen bei Übergewichtigen besonders schwierig und komplikationsreich sind und schlechtere Langzeiterfolge haben als bei Schlanken, wenn nicht die Hauptursache – sprich das Übergewicht – angegangen wird.

Im Allgemeinen ist es deshalb günstig – sofern es sich nicht um eine Notoperation handelt –, vor einem chirurgischen Eingriff sein Übergewicht abzubauen. Deshalb sollten Sie vor einer geplanten Operation wenigstens versuchen, einige (5 bis 10) Kilo leichter zu werden. Sprechen Sie aber unbedingt vorher mit Ihrem behandelnden Arzt darüber.

Ein bis zwei Wochen vor dem Operationstermin sollte die Abnehmphase beendet werden, und Sie sollten sich dann so ernähren, dass Sie Ihr Gewicht stabil halten.

Ist die Lebenserwartung bei Übergewicht verändert?

Die zahlreichen gesundheitlichen Probleme, die das Übergewicht mit sich bringt, können letztendlich die Lebenserwartung verkürzen. Dies hängt natürlich ganz entscheidend davon ab, wie ausgeprägt das Übergewicht ist, wie lange es besteht und welche Begleiterkrankungen vorhanden sind. Abb. 4 zeigt, dass die Sterblichkeit bis zu einem BMI von 30 nur geringfügig, darüber aber deutlich erhöht ist. Bei einem BMI über 40 muss mit einer erheblichen Verkürzung der Lebenserwartung gerechnet werden. In diese »Gewichtsklasse« gehört aber nur etwa jeder hunderste Erwachsene.

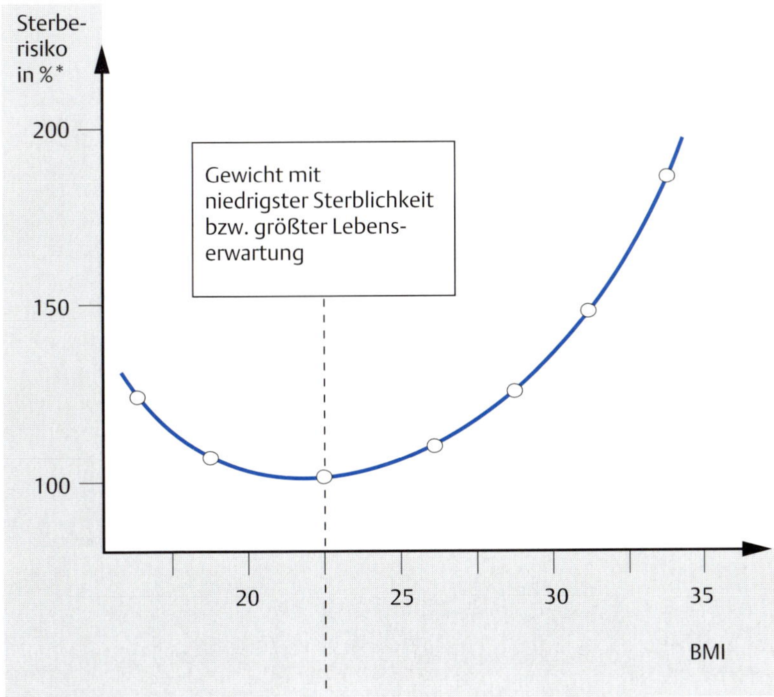

Abb. 4: Zusammenhang zwischen Übergewicht und Lebenserwartung

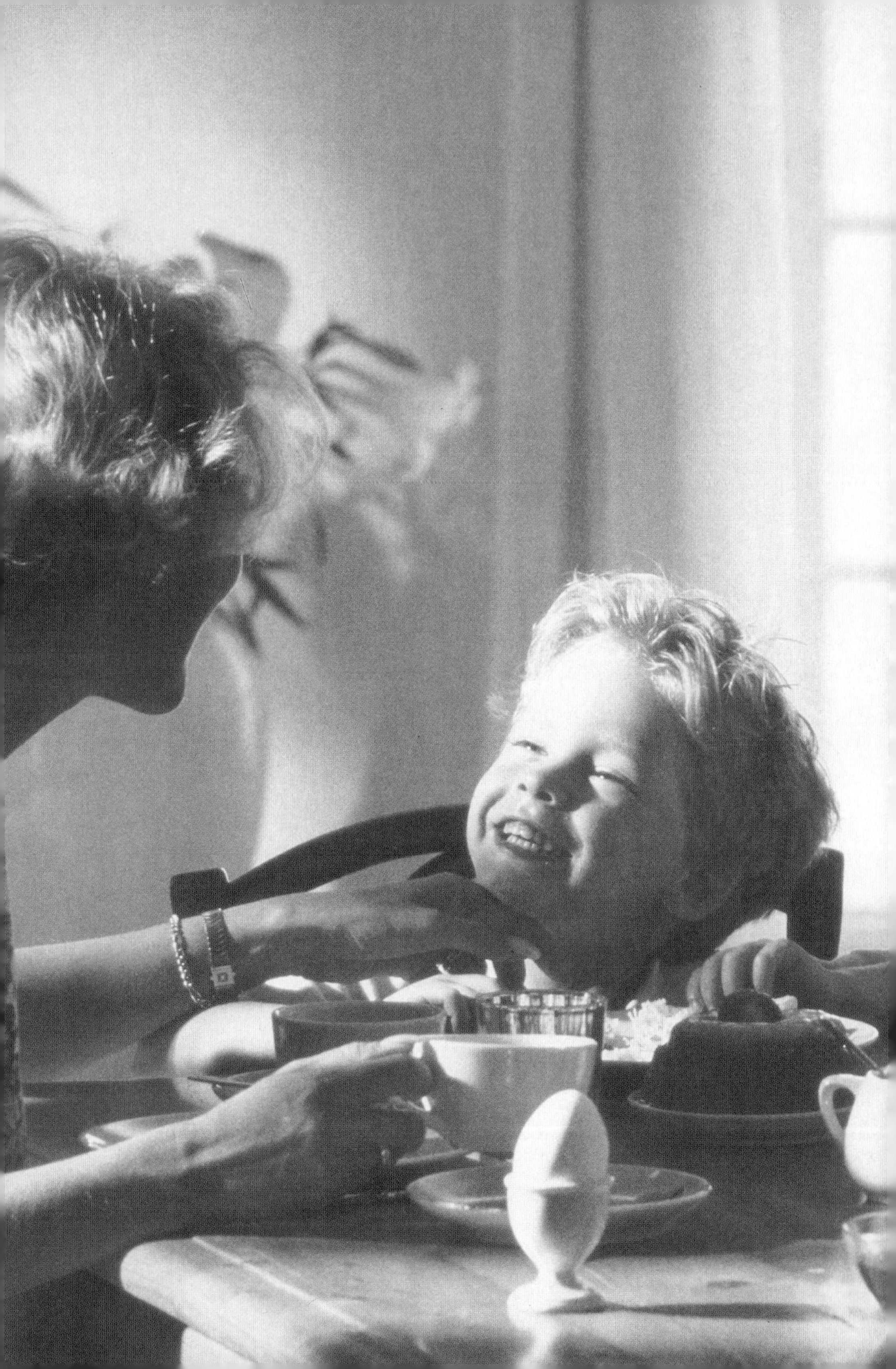

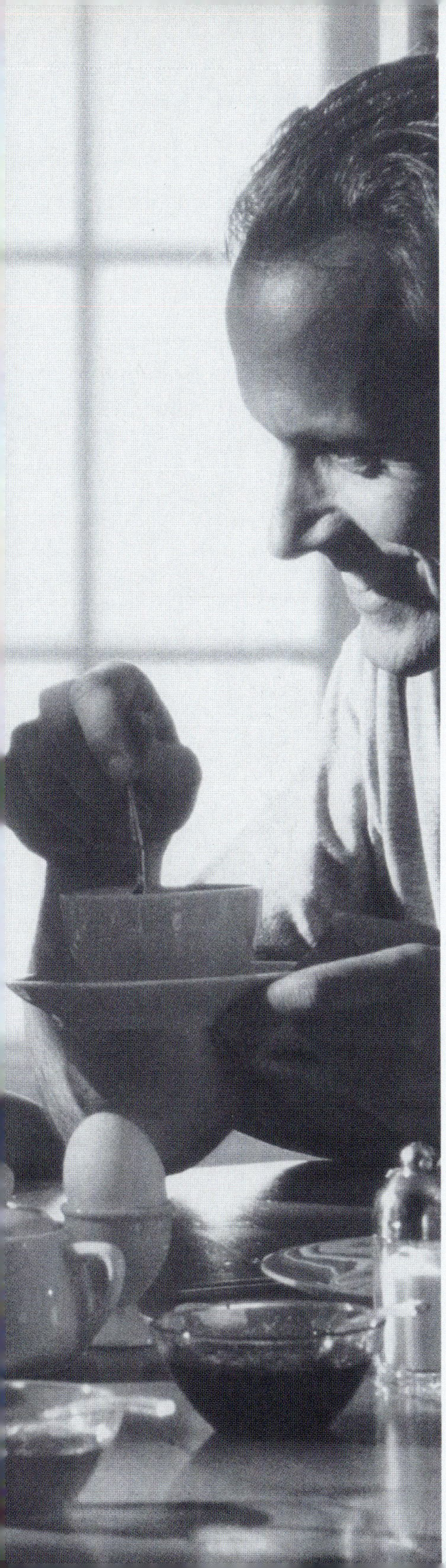

Wodurch entsteht Übergewicht?

Warum können die einen scheinbar Unmengen »verputzen« und bleiben trotzdem rank und schlank und andere legen bei der »geringsten« Schlemmerei zu? Was ist dran an den »guten« und »schlechten Futterverwertern«? Die Gründe, warum Übergewicht entsteht, sind oft vielschichtig. Wir haben sie in diesem Kapitel von allen Seiten beleuchtet und bitten Sie zu überlegen, welche Ursachen bei Ihnen mitspielen könnten, denn die Ursachen erkennen bedeutet schon den halben Weg zum Erfolg.

Körperliche Ursachen des Übergewichts

Die erbliche Veranlagung

Unsere unterschiedliche Ausstattung mit Erbanlagen (Genen) spielt eine wesentliche Rolle bei der Entstehung von Übergewicht. Mindestens zu einem Drittel (30 bis 50 %) ist unser Erbgut schuld, wenn wir zu viele Pfunde auf die Waage bringen. Denn wie viele Kalorien unser Körper im Ruhezustand verbrennt, wurde uns schon in die Wiege gelegt. So ist z.B. der Energieverbrauch unseres Körpers großenteils angeboren. Aber auch unser Essverhalten übernehmen wir nicht nur durch Nachahmung, sondern ist auch durch entsprechende Erbanlagen geprägt. Dazu gibt es einige interessante Untersuchungen:

In Dänemark wurden Adoptivkinder und ihre Familien unter die Lupe genommen. Das Körpergewicht der Adoptivkinder glich viel stärker dem der leiblichen Eltern, vor allem der Mutter, als dem der Adoptiveltern.

Eineiige Zwillinge, die in verschiedenen Familien aufwuchsen, zeigten trotz unterschiedlicher Umgebung eine sehr ähnliche Gewichtsentwicklung.

In Kanada wurden zwölf eineiige Zwillingspaare drei Monate lang mit etwa 1000 kcal Überschuss täglich »gemästet«. Manche Zwillingspaare nahmen nur 5 kg, andere sogar 14 kg zu. Die Gewichtszunahme des einzelnen Zwillingspaars war aber ziemlich ähnlich. Die genetische Veranlagung hat offenbar großen Einfluss auf das Gewichtsverhalten bei Überernährung.

Alles in allem haben unsere Gene also ein gewaltiges Wörtchen mitzureden, ob wir zu einer gewissen Leibesfülle neigen oder nicht. Dennoch sollten Sie nicht glauben, dass Übergewicht ein unabwendbares Schicksal ist. Denn letztendlich entscheiden erst die äußeren Umstände – vor allem wie wir uns ernähren und wie viel wir uns bewegen –, wie stark sich unsere Erbanlagen durchsetzen können.

Dies kann man daran erkennen, dass sich die Erbanlagen der Mitteleuropäer in den letzten Jahrzehnten gewiss nicht verändert haben. Dennoch ist es zu einer rasanten Zunahme des Übergewichtsproblems gekommen. Schuld daran sind vor allem die Überflussernährung und der immer stärker werdende Bewegungsmangel.

Die Rolle der Gene
Ihre Erbanlagen bestimmen, ob Sie dick werden können. Letztlich entscheidet Ihr Verhalten aber, ob sie tatsächlich übergewichtig werden und in welchem Ausmaß Sie zunehmen. Sie haben es also selbst in der Hand, durch eine entsprechende Ernährungs- und Lebensweise auch »ungünstige« Erbanlagen im Zaum zu halten.

Geringer Energieverbrauch (Energiehaushalt des Körpers)

Nimmt der Körper mehr Energie, also mehr Nahrungskalorien zu sich, als er verbraucht, kommt es zu einer Gewichtszunahme. Ein Kalorienüberschuss entsteht immer dann, wenn zu viel Energie zugeführt und/oder zu wenig verbraucht wird. Jede Kalorie, die der Mensch aufnimmt, wird ausgenutzt und geht in die »Energiebuchhaltung« ein.

Damit die Bilanz ausgeglichen ist, dürfen Sie auf Dauer also nicht mehr Kalorien essen, als Sie verbrauchen. Geht Ihr Energieverbrauch zurück, dann nehmen Sie bei gleicher Essensmenge verständlicherweise zu.

Der Energieverbrauch setzt sich im Wesentlichen aus drei Komponenten zusammen (siehe Abb. 5):

- Grundumsatz (Ruheumsatz)
- nahrungsabhängiger Verbrauch
- bewegungsabhängiger Energieverbrauch

Unter Grundumsatz (Ruheumsatz) versteht man den Energieverbrauch im Ruhezustand. Er macht ca. 50 bis 70% des gesamten Energieverbrauchs aus.

Der nahrungsabhängige Verbrauch ist der Energieverbrauch zur Aufnahme, Verdauung und Verwertung der Nahrung. Dieser ist für etwa 10% des Energieverbrauchs verantwortlich. Bei einer übermäßigen Kalorienaufnahme steigt diese Komponente zwar leicht an, kann den Überschuss aber bestenfalls etwas abmildern.

Der bewegungsabhängige Energieverbrauch bezeichnet den Energieverbrauch für jede Art von körperlicher Bewegung. Der Anteil am gesamten Energieverbrauch kann mit ca. 20 bis 40% erheblich schwanken. Diese Komponente können Sie selbst erheblich beeinflussen, denn durch Veränderung der Bewegungsaktivität kann die Energiebilanz stark ins Positive wie ins Negative verschoben werden.

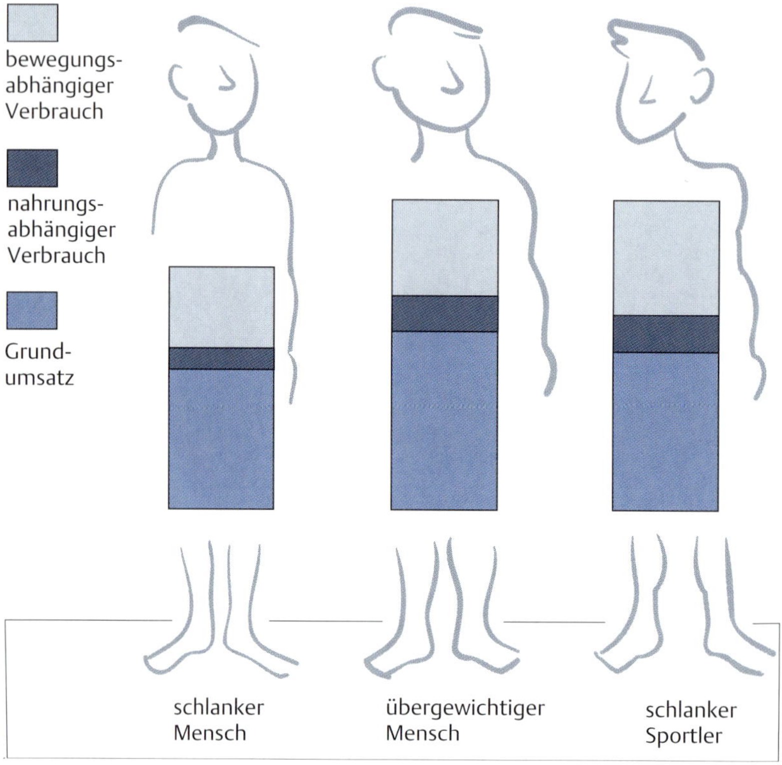

Abb. 5: Die drei Komponenten des Energieverbrauchs

Wie können Sie Ihren Energieverbrauch beeinflussen?

Der Grundumsatz hängt in erster Linie davon ab, wie ausgeprägt Ihre Muskulatur ist. Denn der Löwenanteil der Energie, die wir als Kalorien mit der Nahrung aufnehmen, wird in den Muskeln verbrannt. Sportlich durchtrainierte Menschen haben deshalb einen hohen Grundumsatz, Frauen aufgrund der schwächer entwickelten Muskulatur einen niedrigeren als Männer. Übergewichtige haben ebenfalls einen höheren Grundumsatz als Schlanke, da beim Zunehmen nicht nur das Fettgewebe, sondern auch die Muskulatur »mitwächst«. Auf diese Weise gelangt beim Übergewicht die erhöhte Kalorienzufuhr wieder mit dem Energieverbrauch ins Gleichgewicht.

Bei jeder größeren Gewichtsabnahme verlieren wir auch Muskulatur – pro 10 kg Gewichtsverlust ca. 2 bis 3 kg Muskelmasse –, wodurch der

Energieverbrauch etwas absinkt. Um unser neues Gewicht stabil zu halten, benötigen wir also weniger Kalorien als vorher. Bei einer Gewichtsabnahme von 10 kg macht dies ca. 300 bis 400 kcal pro Tag aus. Essen wir aber genauso viel wie vorher, werden wir zwangsläufig wieder zunehmen.

Unterschiedlicher Grundumsatz

Der Grundumsatz von zwei gleich schweren Frauen (70 kg) kann im einen Fall bei 1200 und im anderen bei 1600 kcal/Tag liegen. Dies macht verständlich, warum bei gleicher Kalorienzufuhr der eine viel, der andere nur wenig oder gar nicht zunimmt. Tatsächlich laufen Menschen mit niedrigem Grundumsatz eher Gefahr, übergewichtig zu werden, als Menschen mit hohem Grundumsatz.

Steigern Sie Ihren Grundumsatz

Körperliche Betätigung und Sport sind für das Abnehmen sehr wichtig, denn sie fördern den Muskelaufbau und damit den Grundumsatz und steigern den bewegungsabhängigen Energieverbrauch.

Am höchsten ist unser Kalorienbedarf zwischen dem 15. und 25. Lebensjahr. Danach geht der Energieverbrauch mit dem Älterwerden allmählich immer mehr zurück. Denn einmal verringert sich unser Grundumsatz jedes Jahr um etwa 1 %, da altersbedingt die Muskulatur unmerklich, aber stetig schwindet. Außerdem laufen mit zunehmendem Lebensalter auch viele Stoffwechselvorgänge »langsamer« ab. Ein 40-Jähriger braucht schon merklich weniger Kalorien als ein 20-Jähriger, ein 60-Jähriger kommt mit einem Drittel weniger aus.

Hinzu kommt noch, dass sich viele mit zunehmendem Alter weniger bewegen. Bedingt durch den Beruf oder durch familiäre Anforderungen wird die Zeit knapp, manchmal fehlt auch die Lust oder Motivation, sich körperlich zu betätigen.

Wenn Sie nun weiterhin so viel essen wie in jungen Jahren, dann sammeln sich die Pfunde unweigerlich an. So kann leicht Übergewicht entstehen. Das besonders kritische Alter liegt bei Männern zwischen 30 und 40, bei Frauen zwischen 40 und 50 Jahren.

Vertrauen ist gut, Selbstkontrolle ist besser

Beobachten Sie sich selbst, mit welcher Nahrungsmenge Ihr Körper auskommt, um Ihr Gewicht stabil zu halten. Ein Gewichtsanstieg mit dem Älterwerden lässt sich nur verhindern, wenn die Essensportionen kleiner ausfallen und Sie sich ausreichend körperlich betätigen.

Andere Gründe für die Gewichtszunahme

Bei Frauen ist oft die Schwangerschaft eine Ursache für eine bleibende Gewichtszunahme. Viele Frauen behalten nach der Entbindung einige Kilos »drauf«, weil es ihnen durch die neue Aufgabe der Kinderbetreuung nicht mehr gelingt, auf das Essen zu achten, oder sie sich weniger körperlich bewegen.

Eine andere wichtige, aber unbedingt zu akzeptierende Ursache für Gewichtszunahme ist das Aufgeben des Rauchens. Die meisten Menschen nehmen dadurch einige Kilos zu, weil sie ersatzweise mehr essen und durch den Nikotinverzicht der Energieverbrauch etwas absinkt. Es wäre völlig falsch, deswegen weiterzurauchen, was leider vor allem junge Frauen manchmal tun. Es gibt heute spezielle Rauchentwöhnungsprogramme, sprechen Sie doch Ihren Hausarzt bzw. Ihre Krankenkasse darauf an.

Wer sich aufgrund anderer körperlicher Probleme, z.B. wegen eines Hüftgelenkleidens, nicht mehr ausreichend bewegen kann, läuft ebenfalls Gefahr, Gewicht zuzunehmen. In einem solchen Fall bleibt nur die Möglichkeit, sein Essen umzustellen.

Seltene Hormonstörungen können ebenfalls zu Übergewicht führen. Dabei handelt es sich hauptsächlich um die Schilddrüsenunterfunktion, die Nebennierenüberfunktion und das so genannte Klinefelter-Syndrom, das nur beim Mann auftritt und durch einen Mangel an Testosteron gekennzeichnet ist. Insgesamt liegen solche Störungen bei höchstens 1 bis 2 % aller Übergewichtigen vor.

Häufiger dürfte dagegen eine Gewichtszunahme durch Medikamente sein. Vor allem die regelmäßige Einnahme von Mitteln gegen psychiatrische Erkrankungen, blutzuckersenkenden Medikamenten, Kortisonpräparaten und – weniger problematisch – Betablockern kann mit einer merklichen Gewichtszunahme verbunden sein (siehe Tabelle). Sprechen Sie im Zweifelsfall mit Ihrem Arzt darüber.

Sind Schlanke schneller satt?

Um es gleich vorwegzunehmen: Die meisten Übergewichtigen haben wahrscheinlich eine normale Hunger- und Sättigungsregulation. Bei extremem Übergewicht mehren sich aber die Hinweise, dass auch Störungen des Hunger- und Sättigungsgefühls vorliegen können.

Wie Hunger und Sättigung genau reguliert werden, ist bis heute nicht ausreichend geklärt. Sicher ist aber, dass es im Gehirn ein Hunger- und ein Sättigungszentrum gibt, die eng benachbart im Hypothalamus angesiedelt sind. Über Nerven und Hormone erhalten diese Zentren Rückmeldung aus unserem Körper und signalisieren dementsprechend Hunger oder Sättigung. Ein wichtiger Sättigungsmechanismus besteht darin, dass das Essen eine Magendehnung bewirkt. Dadurch werden Hormone freigesetzt und Nervenimpulse aktiviert, die auf den Hypothalamus einwirken und so ein Sättigungsgefühl erzeugen.

Andererseits wird dem Gehirn über Nerven und Hormone die Zusammensetzung unserer Nahrung mitgeteilt. Hier spielen verschiedene Hormone eine wichtige Rolle, die bei der Verdauung aus Magen, Darm und Bauchspeicheldrüse abgegeben werden.

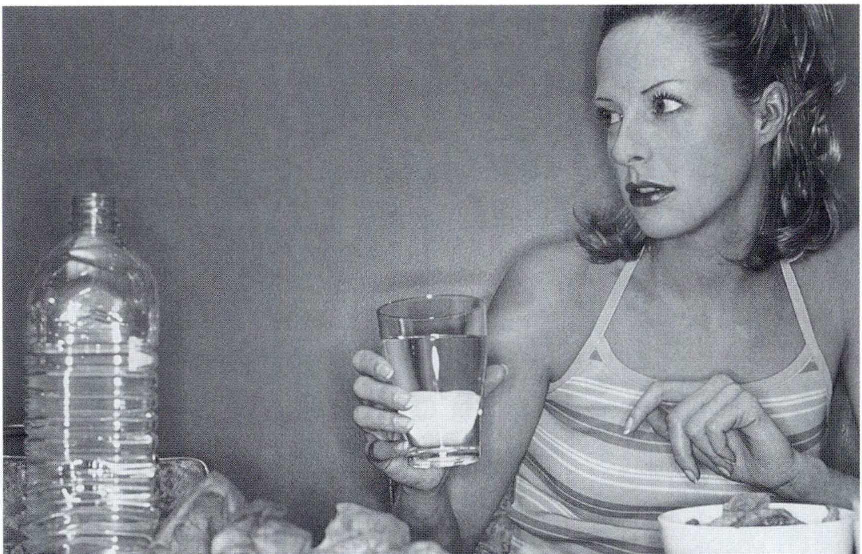

Daneben werden auch im Gehirn Botenstoffe gebildet, die an der Entstehung von Hunger- und Sättigungsgefühl beteiligt sind, z. B. Serotonin. Es handelt sich somit um ein höchst komplexes Geschehen, das auch der Wissenschaft noch viele Rätsel aufgibt.

Die Entdeckung des Sattheitshormons Leptin

Ende 1994 gelang dem amerikanischen Forscher J. Friedman und seinen Mitarbeitern die Entdeckung eines neuen Sattheitsfaktors. Acht Jahre lang hatten die Wissenschaftler versucht, den Gendefekt eines Mäusestamms aufzuklären, der sehr stark zur Fettsucht neigt. Schließlich konnten sie das verantwortliche Gen identifizieren und erkannten rasch, dass es einen bislang unbekannten Sattheitsfaktor festlegt, der nur im Fettgewebe gebildet wird. Ist reichlich Fettgewebe vorhanden, wird viel von diesem Faktor produziert und umgekehrt. Fasten bzw. Gewichtsverlust führt zur verminderten Bildung dieses Faktors. Erhalten fettsüchtige Mäuse diesen Faktor gespritzt, dann fressen sie deutlich weniger und ihr Fettgewebe beginnt zu schrumpfen. Aufgrund dieser Wirkung wurde der Faktor Leptin genannt (vom griechischen leptos = dünn). Übergewichtige Menschen bilden mehr Leptin als schlanke, es scheint aber bei diesen nicht richtig zu wirken.

Wie Sie satt werden und satt bleiben

Sie sollten sich auf alle Fälle auch bewusst machen, dass das Sättigungsgefühl nicht nur vom Kaloriengehalt, sondern auch vom Volumen einer Mahlzeit abhängt. Deshalb kann eine ballaststoffreiche und relativ kalorienarme Mahlzeit ebenso gut oder sogar besser sättigen als eine ballaststoffarme, aber kalorienreiche. Um abzunehmen, sollten Sie Speisen bevorzugen, die mit möglichst geringem Kaloriengehalt möglichst lange satt halten.

Was man unter Sättigung versteht

Wissenschaftlich gesehen kann man Sättigung in zwei verschiedene Vorgänge unterteilen:

- Sättigung bezeichnet eigentlich den Moment bzw. das Gefühl, bei dem man sich satt fühlt und deshalb zu essen aufhört.
- Sattsein bzw. Gesättigtsein beschreibt dagegen den Zeitraum, wie lange man sich gesättigt fühlt und kein echtes Hungergefühl mehr verspürt.

Nicht alle Nahrungsmittel mit gleicher Kalorienmenge halten auch gleich lange satt. Sicher haben Sie schon einmal beobachtet, dass ein süßes Getränk, z.B. ein Glas Limonade oder Orangensaft, kurzfristig zwar gut sättigt, der Hunger aber rasch wieder zurückkehrt. Nach einem Müsli fühlen Sie sich dagegen viel länger satt.

Ein Grund dafür ist, dass zuckerreiche Speisen zu einem rasanten Blutzuckeranstieg führen. Die Bauchspeicheldrüse reagiert darauf mit einer starken Insulinausschüttung, die den Blutzucker schon nach kurzer Zeit wieder senkt, wodurch sich bald ein erneutes Hungergefühl einstellt. Stärkehaltige Kohlenhydrate, wie Müsli, Brot, Reis, Nudeln oder Kartoffeln, führen zu einer langsamen, aber anhaltenden Blutzuckererhöhung und lösen keine so hohe Insulinfreisetzung aus. Die Folge ist eine stundenlange Sättigung.

Aber auch der unterschiedliche Gehalt an Ballaststoffen spielt eine wichtige Rolle. Ballaststoffe sind praktisch kalorienfrei, da sie von unserem Darm kaum in den Körper aufgenommen werden. Neben ihrem günstigen Einfluss auf die Verdauung verbessern sie auch das Sättigungsgefühl. Sie wirken wie Füllmaterial im Darm und verzögern die Aufnahme von Nährstoffen in die Blutbahn. Dadurch steigt auch der Blutzucker langsamer an und die Insulinfreisetzung fällt geringer aus. Wenn Sie zum Frühstück ein ballaststoffarmes Marmeladenbrötchen aus weißem Mehl essen, dann verspüren Sie logischerweise schneller wieder Hunger als nach einem Vollkornbrot.

Fett macht nicht richtig satt!

Ebenso interessant ist in diesem Zusammenhang auch, dass Fett bei gleicher Kalorienmenge schlechter sättigt als Kohlenhydrate – obwohl landläufig oft das Gegenteil vermutet wird. Fettreiche Nahrung ist sehr kaloriendicht, d.h. in einer kleinen Menge stecken viele Kalorien, wodurch der Magen weniger gedehnt und das Sättigungszentrum im Gehirn weniger aktiviert wird.

Fettreiche Lebensmittel sind oft verführerisch, sie lassen sich ohne aufwendige Zubereitung und ohne mühsames Kauen verspeisen. Vor allem Kinder greifen gern auf süß-fette Speisen zurück. Wie schnell sind eine Tafel Schokolade oder 100 g Salami gegessen, also etwa 500 bis 600 kcal. Wie langwierig dagegen ist die Zubereitung und der Verzehr von 3,5 Pfund Kohlrabi, von 2,5 kg Tomaten oder von 600 g gekochtem Reis, um dieselbe Kalorienmenge zuzuführen. Aber die Mühe lohnt sich! Es sind die günstigeren Lebensmittel.

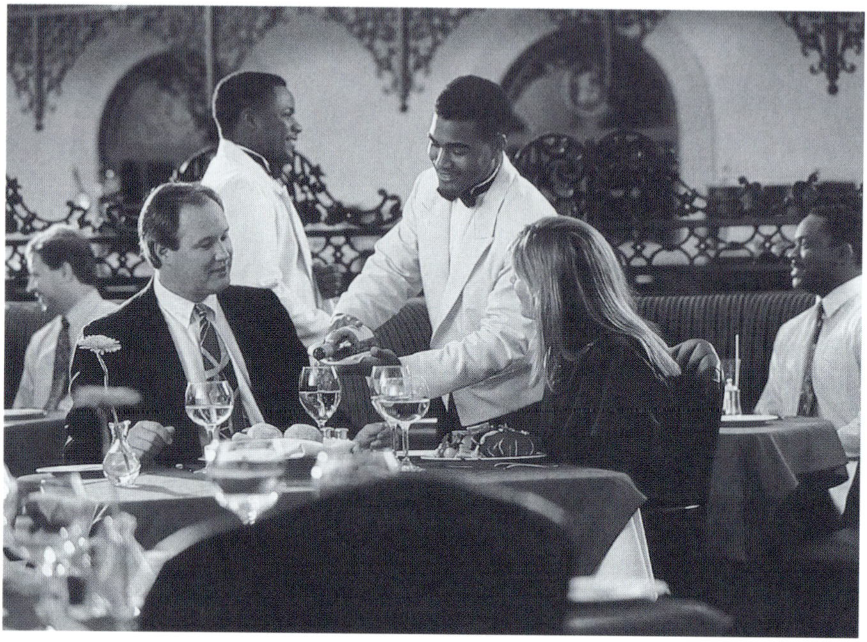

Stilvoll und kultiviert statt schnell und fettig

Unsere Nahrungsaufnahme wird nicht nur von inneren, »biologischen« Faktoren, sondern auch von kulturellen Einflüssen gesteuert. Unsere Esserziehung spielt dabei eine wichtige Rolle. Wenn wir langsam und genussvoll essen, dann entsteht viel eher ein Sättigungsgefühl als durch schnelles Hinunterschlingen. Ein gutes Sättigungsgefühl stellt sich nämlich frühestens nach ca. 15 bis 20 Minuten ein.

Essen Sie nicht aus Kummer!

Natürlich kann auch unsere seelische Verfassung das Hunger- und Sättigungsgefühl beeinflussen. Manche Menschen bekommen bei großer Stressbelastung Hunger und essen mehr als sonst, während anderen Menschen dadurch eher der Appetit vergeht. Es gibt ein breites Spektrum an Reaktionen, die in einem Fall Übergewicht und im anderen Fall Untergewicht begünstigen können. Lesen Sie mehr dazu im Kapitel »Seelische Folgen des Übergewichts«. Das Essen aus Kummer kann zur Gewohnheit werden, die Frustrationsesser sind nicht selten. Versuchen Sie, wenn Sie ohnehin schon übergewichtig sind, Sorgen und Ängste, Kummer und Frust nicht zu oft mit übermäßigem Essen zu vertreiben. Sprechen Sie mit anderen über Ihre Probleme, reagieren Sie sich mit körperlicher Bewegung ab.

Wie unser Körper sein Gewicht verteidigt

Normalerweise hält unser Körper sein Gewicht in sehr engen Grenzen. Auch wenn wir vorübergehend mal mehr oder mal weniger essen, z.B. nach Diäten oder Völlerei im Urlaub, haben wir meist innerhalb kurzer Zeit wieder unser Ausgangsgewicht. Denn unser Körper ist bestrebt, den »Ausnahmezustand« wieder wettzumachen, indem er seine Nahrungszufuhr erhöht (nach Fasten) oder drosselt (nach Überessen). Sicher kennen auch Sie die Erfahrung, dass nach einer längeren Grippe der Appetit besonders gut ist oder dass Sie sich nach einem üppigen Familienfest in den folgenden Tagen noch übersättigt fühlen und keinen richtigen Hunger verspüren.

Durch Anpassung von Hungergefühl und Stoffwechsel verhindert der Körper allzu große Gewichtsschwankungen und gewährleistet damit eine optimale Lebensfähigkeit. Der Körper verfügt dabei über äußerst leistungsfähige Instrumente, um sein Gewicht stabil zu halten. Beim Fasten kann er seine Stoffwechselaktivität drosseln und beim Überessen seinen Energieverbrauch geringfügig steigern, z.B. durch erhöhte Wärmebildung und -abgabe.

Echtes Abnehmen braucht seine Zeit

Stabile Gewichtsveränderungen lassen sich nicht von heute auf morgen erreichen. Es dauert recht lange, oft Monate bis Jahre, bis sich ein neues Gleichgewicht auf einem niedrigeren Niveau einstellt. Daraus erklärt sich auch der Unsinn von Kurzdiäten, weil man zwar innerhalb weniger Tage einige Pfunde verliert, die aber in der Regel nach wenigen Wochen wieder auf der Waage erscheinen.

Wie funktioniert die Regulation des Gewichts?

Wie die Regulation des Körpergewichts im Einzelnen abläuft, ist bis heute nur unzureichend bekannt. Eine zentrale Rolle nimmt möglicherweise das bereits genannte Fettzellhormon Leptin ein, das dem Hunger- und Sättigungszentrum im Gehirn vermutlich die Größe und den Füllungszustand der Fettdepots meldet. Es wird vermutet, dass Störungen dieses Regelkreises zur Entstehung von Übergewicht führen können. Die wenigen Menschen, bei denen ein kompletter Leptinmangel gefunden wurde, waren bereits im Kleinkindesalter extrem übergewichtig, weil sie ein gleichsam unstillbares Hungergefühl entwickelten. Die Behandlung mit Leptinspeisen führte bei diesen Kindern zu einer raschen Drosselung des Appetits und Gewichtabnahme. Die Rolle von Leptin wird derzeit intensiv erforscht, um daraus hoffentlich neue Behandlungsmöglichkeiten für Übergewichtige entwickeln zu können.

Das neu entdeckte Sattheitshormon Leptin wird von Fettzellen gebildet und meldet dem Gehirn die dort vorrätigen Energiereserven. Übergewichtige Menschen scheinen trotz der erhöhten Spiegel im Blut schlechter auf dieses Hormon anzusprechen.

Die moderne bequeme Lebensweise

In seiner Vorgeschichte musste der Homo sapiens immer wieder Zeiten überstehen, in denen die Nahrung knapp war. »Gute Futterverwerter« hatten dabei einen großen Überlebensvorteil. Erst seit ganz kurzer Zeit steht uns in den Industriestaaten ein Nahrungsüberfluss zur Verfügung, auf den unser Organismus durch die jahrtausendelange Anpassung an den Nahrungsmangel überhaupt nicht eingestellt ist. »Gute Futterverwerter« haben jetzt schlechte Karten und werden leichter übergewichtig.

Unsere frühen Vorfahren haben als Jäger und Sammler nur von »der Hand in den Mund« gelebt: Wurzeln, Pflanzen, Früchte, wilde Tiere. Größere Vorräte ließen sich damit nicht anlegen, sodass Hungersnot ein ständiger Begleiter war. Nach einer üppigen Ausbeute beim Sammeln und Jagen war es durchaus zweckmäßig, möglichst viel zu essen, um seine Polster wieder aufzufüllen. Die Körperfettspeicher erwiesen sich dabei als äußerst hilfreich, um die Hungerperioden zu überstehen.

Solche Lebensbedingungen begünstigten verständlicherweise jene Menschen, deren Stoffwechsel die Nahrung optimal ausnutzen konnte und mit wenig Nahrung auskam. Diese »guten Futterverwerter« konnten Notzeiten besser überstehen, waren stärker, lebten länger und hatten auch eine größere Chance, ihr Erbgut an Kinder weiterzugeben. So wurden möglicherweise im Lauf von Jahrtausenden die »guten Futterverwerter« immer mehr »herangezüchtet«.

Unsere Ernährung hat sich geändert

Seit der Jahrhundertwende haben sich unsere Ernährungsgewohnheiten in Mitteleuropa grundlegend gewandelt. Noch um 1900 ernährten sich unsere Großeltern zu etwa 60 bis 70 % von Kohlenhydraten, und zwar hauptsächlich von Getreideprodukten und Kartoffeln, die reich an Ballaststoffen und Stärke sind. Zucker war damals eine Rarität. Die Kost war sehr fettarm, sie enthielt nur etwa 20 bis 25 % Fett, das würde heute wegen mangelnder Schmackhaftigkeit kaum mehr jemand auf Dauer durchhalten. Fleisch und Wurst kamen nur selten auf den Tisch, in vielen Familien nur einmal in der Woche.

Vor allem in den letzten Jahrzehnten hat sich unser Speisezettel deutlich geändert. Etwa 40 bis 45 % aller Kalorien stammen von Fetten meist tierischer Herkunft. Kohlenhydrate sind weniger gefragt als früher, ihr Anteil ist auf etwa 40 % gesunken. Besonders stark hat der Verzehr von stärkereichen (oder langsamen = komplexen) Kohlenhydraten wie Brot, Kartoffeln, Reis abgenommen, während der Zuckerkonsum enorm in die Höhe geschnellt ist. Auch Ballaststoffe kommen zu kurz, unsere Vorfahren haben etwa die doppelte Menge wie wir heute zu sich genommen.

In Ländern, in denen wenig Fett und viele Kohlenhydrate gegessen werden, ist Übergewicht seltener. Umgekehrt findet man dort, wo viel Fett und wenig Kohlenhydrate verzehrt werden, häufig dicke Menschen. Somit besteht ein gewisser Zusammenhang zwischen Fettzufuhr und Übergewicht. Letztlich ist es aber die Gesamtmenge der Kalorien, die darüber entscheidet, ob wir dick werden oder nicht, denn für den Körper zählt jede Kalorie.

Auswandern kann dick machen

Die traditionelle japanische Küche ist fettarm und enthält viele langsame Kohlenhydrate, in Japan ist Übergewicht daher selten. Wandern Japaner aber z.B. in die USA aus, dann werden sie viel leichter übergewichtig als ihre Landsleute zu Hause. Die typische amerikanische Ernährungsweise – fettreich und ballaststoffarm – bleibt nicht folgenlos.

Um Kohlenhydrate zu verdauen und zu verstoffwechseln, verbraucht unser Körper wesentlich mehr Energie, als dies bei Fett der Fall ist. Da Kohlenhydrate also für unseren Körper »anstrengender« sind, machen sie auch nicht so leicht dick.

Problematisch ist aber, dass eine fettreiche Kost so gut schmeckt. Fettreiche Lebensmittel und Gerichte sind meist beliebter als fettarme, denn etliche Geschmacks- und Aromastoffe können sich erst in Anwesenheit von Fett optimal entfalten. Auch die meisten Süßigkeiten wie Pralinen, Torten oder Schokolade verführen gerade durch ihren hohen Fettgehalt. Die besondere Schmackhaftigkeit verleitet aber leicht dazu, mehr zu essen, als wir benötigen, obwohl wir eigentlich schon satt sind.

Die große Verführung

Wir essen nicht nur, weil wir Hunger haben, Essen vermittelt auch Lustgewinn und Wohlgefühl. Jeder von Ihnen weiß, dass allein der Anblick bestimmter Speisen Appetit machen kann, auch wenn wir nicht besonders hungrig sind.

Auf Schritt und Tritt winken heute kulinarische Verlockungen – delikat präsentiert und für jedermann erschwinglich. Nicht nur Lebensmittelgeschäfte, sondern auch Cafés, Kioske, Bahnhöfe und Tankstellen bieten fast rund um die Uhr Schleckereien und Getränke an, die es einem schwer machen, standhaft zu bleiben. Dies verführt sehr leicht zu übermäßigem Genuss.

Bei vielen Gelegenheiten wird Essen und Trinken gar zur Pflicht, z.B. wenn am Arbeitsplatz wegen eines besonderen Anlasses Kaffee und Kuchen spendiert werden, bei Einladungen, Geschäftsessen, Familienfeiern und Ähnlichem. Essen ist häufig an gesellschaftliche Rituale gekoppelt, es abzulehnen gilt dann leicht als unhöflich. Essen verbindet, Essen schafft Atmosphäre und bedeutet meist viel mehr als bloße Nahrungsaufnahme.

Denkpause:
Prüfen Sie einmal kritisch, wie oft Sie zum Essen verleitet werden, ohne dabei groß zu überlegen und ohne hungrig zu sein. Sind alle diese Zugeständnisse nötig oder lässt sich dabei nicht manche »Sünde« vermeiden?

Süßigkeiten, Knabberzeug & Co.

Die Lebensmittelindustrie lässt nichts unversucht, um Genussimpulse zu wecken und unsere Verführbarkeit auszunutzen. Jährlich werden Milliarden DM für Werbung ausgegeben, um den Verbraucher zu ködern, auch wenn Qualität und Nutzen der Produkte oft fragwürdig sind.

Mit viel Raffinesse und Skrupellosigkeit werden die Menschen zum Genuss überflüssiger Kalorien verleitet, z.B. wenn superschlanke Models für fettreiche Schokoriegel werben und damit die Botschaft verbreiten: »Du brauchst dabei keine Angst um dein Gewicht zu haben« oder »Du wirst dann genauso attraktiv wie ich«. Die meisten angepriesenen Süßigkeiten sind sehr kalorienreich und bestehen überwiegend aus Fett und Zucker, den beiden ungünstigsten Nährstoffen. Wahre Kalorienbomben werden hemmungslos als »leicht« bezeichnet oder sollen nur »den kleinen Hunger« stillen und dazu noch besonders »natürlich« und »wertvoll« sein.

Seien Sie deshalb auf der Hut: Sie als Verbraucher können leicht über den wahren Kalorien- und Nährstoffgehalt hinweggetäuscht werden. Leider konnte sich der Gesetzgeber bisher nicht zu klaren Verordnungen durchringen, die Ernährungsindustrie hat dies erfolgreich verhindert. Gerade bei vielen Süßwaren, Snacks oder Chips fehlen entsprechende Angaben zu Kalorien und Inhaltsstoffen wie Fett, Zucker oder Salz.

Tab. 2: Fett- und Kaloriengehalt beliebter Snacks

	Fett	Kalorien
Schokoriegel (45–60 g)	10	200–300
1/2 Tafel Schokolade	15	220–270
Nussecke (50 g)	15	250
1 Praline (10 g)	2–5	40–80
1 Speiseeis am Stiel	15–20	200–300
1 Btl. Erdnüsse (50 g)	25	300
Kartoffelchips (50 g)	20	270
Kleine Portion Pommes frites (100 g)	15	300

Bewegungsmangel

Viele Menschen sind vor allem deshalb zu dick, weil sie zu wenig körperliche Bewegung haben. Obwohl unsere Kalorienaufnahme seit 20 bis 30 Jahren unverändert ist, gibt es in unserer Gesellschaft immer mehr Übergewichtige. Das liegt wahrscheinlich an unserem ständig zunehmenden Bewegungsmangel. Und ein Ende dieses Trends zur Bequemlichkeit ist nicht abzusehen. Wir müssen also in Zukunft massiv gegensteuern, wenn wir nicht reihenweise dem Übergewicht zum Opfer fallen wollen.

Von der Feldarbeit zur Bildschirmtätigkeit

Die Entwicklung von der Agrar- zur modernen Industriegesellschaft bescherte uns eine spürbare Entlastung von harter körperlicher Arbeit. Immer mehr Maschinen übernehmen heute im Arbeits- wie im Privatleben beschwerliche Tätigkeiten, menschliche Muskelkraft ist immer weniger gefordert. In der Produktion wird die menschliche Arbeitskraft weitgehend durch Maschinen ersetzt – man denke nur an die vielen Roboter in der Automobilindustrie. Wenige Menschen üben heute noch körperlich anstrengende Berufe aus. Mit Internet und Computer wandeln wir uns noch mehr zu einer fast nur noch sitzenden Dienstleistungs- und Kommunikationsgesellschaft.

Die wachsende Technisierung hat auch die häusliche Arbeit verändert: Waschmaschine, Wäschetrockner, Spülmaschine, Rasenmäher, immer mehr elektrische Geräte lassen immer mehr Muskeln verkümmern, angefangen vom Sahneschlagen bis zum Rasenmähen. Selbst die Autoscheiben lassen sich nicht mehr von Hand herunterkurbeln, wie schick ist doch die perfekte Elektronik. In vielen Lebensbereichen beschränkt sich unsere körperliche Leistung meist nur noch auf ein »Knopfdrücken«.

Bei den Kindern spielt der Bewegungsmangel wahrscheinlich eine noch größere Rolle für die Entstehung von Übergewicht als bei den Erwachsenen. Statt Versteckspiel, Seilhüpfen oder Ballspielen verbringen die Kids von heute den Nachmittag oft lieber vor der »Glotze«. Dieser Trend hat sich in den letzten Jahren weiter verstärkt. So hat z.B. der durchschnittliche Fernsehkonsum bei englischen Kindern innerhalb eines Jahrzehnts von 17 auf 26 Stunden pro Woche zugenommen. Parallel dazu stieg das Gewicht der Kinder.

Übergewicht durch TV-Konsum

Je mehr Zeit unser Nachwuchs vor einem Bildschirm verbringt, desto größer wird sein Risiko, dick zu werden. Das erste Therapieprinzip bei Kindern heißt deshalb: weniger Fernsehen, Video und Computer. In einer amerikanischen Studie war die einzige Maßnahme bei übergewichtigen Kindern und Jugendlichen, den Fernsehkonsum durch Alternativangebote zu verringern. Die Kinder nahmen weniger an Gewicht zu!

Familie und Umwelt

Neben unseren Ernährungsgewohnheiten und unserer Bewegungsaktivität bzw. -passivität beeinflussen auch die äußeren Lebensumstände unser Körpergewicht. Es gibt einen deutlichen Zusammenhang zwischen Übergewicht und Gesellschaftsschicht, Ausbildung und Umfeld, in dem wir aufwachsen.

Es lässt sich nicht mit letzter Sicherheit sagen, warum Übergewicht in niedrigeren sozialen Schichten wesentlich häufiger vorkommt als in höheren; plausible Erklärungen sind jedoch folgende:

- Das Gesundheitsbewusstsein ist in den höheren sozialen Schichten stärker entwickelt. Sport ist wichtig, man gibt viel Geld aus für teure Sportausrüstungen und Vereinsbeiträge. Geht man weiter nach unten, schwindet das Interesse und das Geld. Viele können und wollen sich Sport nicht leisten, wobei Jogging, Radfahren und Wandern fast nichts kosten.
- Die besten Lebensmittel sind die frischen. Wer in speziellen Fachgeschäften wie z.B. Obst- und Gemüseläden einkauft, weiß, wie teuer das sein kann. Vom Zeitaufwand der Zubereitung mal ganz abgesehen. Wen wundert es, wenn Geringverdiener eine günstigere, dafür aber monotonere Kost vorziehen, die trotzdem ausreichend satt macht.
- Thema Fastfood: Menschen mit niedrigerem Einkommen essen häufiger als Besserverdiener in Fastfood-Restaurants oder Imbissbuden. Ob Pommes frites, Bratwürste oder Hamburger: Fastfood enthält häufig viel Fett und wenig Ballaststoffe, es sättigt erst nach vielen Kalorien.
- In einkommensschwächeren Kreisen ist das Dicksein weniger ein Makel als in wohlhabenderen. Dicke Kellnerinnen, Arbeiter mit Bierbäuchen, Mütter mit immensem Umfang – für die kleinen Leute kein Problem. Angestellte und Führungskräfte sehen das anders. Die übergewichtige Chefsekretärin findet man ebenso selten wie den stark beleibten Bankkaufmann.

Wenn das Wohnen dick macht

Auch die Wohnverhältnisse beeinflussen unsere Lebensweise und können indirekt zu Übergewicht führen. Ob Sozialsiedlung oder elegante Stadtwohnung – wenn die häusliche Umgebung zu wenig Gelegenheit bietet, sich körperlich richtig auszutoben, ist das für Kinder und Jugendliche besonders fatal.

In den Städten sind die Straßen wegen des Verkehrs oft zu gefährlich, Spielplätze sind rar oder wenig attraktiv, eine aktive Freizeitgestaltung erfordert größeren Zeit- und Geldaufwand. So verbringen viele Kinder ihre Freizeit in der Wohnung und werden über etliche Stunden des Tages durch Fernseher oder Computer bei Laune gehalten.

Andere Zeiten – andere (Ess-)Sitten

Die heutigen Lebensvorstellungen und tatsächlichen Lebensverhältnisse haben auch die Ess-Sitten gewaltig verändert. Oft gehen beide Elternteile einer Berufstätigkeit nach, weil die Mieten in den Ballungsräumen sehr hoch sind und die Vorstellungen der Mütter stärker in Richtung Selbstverwirklichung gehen. Der Alltag wird dann zunehmend hektischer und Essen und Ernährung erscheinen leicht lästig oder gar unwichtig. Tiefkühlkost und Mikrowelle, 5-Minuten-Gerichte und schnell sättigende Süßwaren müssen die Zeitlöcher stopfen.

Stress ist »in«, beim modernen Menschen mit Terminkalender muss alles sehr schnell gehen. Überspitzt gesagt: Die Mittagspause erfolgt im Stehen, Hamburger links, Handy rechts in der Hand. Das gemeinsame Essen findet nur noch an Feiertagen statt, ansonsten isst jeder für sich allein, oft in Hast oder vor dem Fernseher. Die Lust am Essen bleibt für viele auf der Strecke.

Essen als Lebenskunst

Vielleicht sollten wir uns hin und wieder unsere europäischen Nachbarn zum Vorbild nehmen. In Frankreich und Italien »zelebriert« man Mahlzeiten heute noch. Egal, ob noble oder einfache Küche: Ein Mittagessen mit einem kleinen Plausch und ein bisschen mehr Zeit als üblich verschafft eine enorme Befriedigung, auch wenn die Kalorien knapp bemessen sind.

Seelische Ursachen des Übergewichts

Übermäßiges Essen als Konfliktbewältigung

Wir haben dieses Thema weiter vorne unter dem Aspekt des Sättigungserlebens schon einmal angesprochen (siehe Seite 49): Manche Menschen essen in seelisch belastenden Situationen mehr als sonst und damit mehr, als ihnen gut tut. Essen wird mit Entspannung gleichgesetzt.

Auslöser für dieses Mehressen kann akuter oder chronischer Stress sein, z.B. Konflikte mit dem Partner oder ständige Probleme am Arbeitsplatz, aber auch eine andauernde Unzufriedenheit mit sich selbst kann zu Problem-Essen führen. Durch ein Plus an Kalorien erfährt der Betroffene Beruhigung und Befriedigung.

Das Alleinsein ist ein weiterer wichtiger Grund. In vielen deutschen Großstädten sind bis zu 50% aller Einwohner »Singles«. Nur wenige sind es aus Überzeugung. Wo Gespräche mit dem Partner, Liebe und Zuneigung, familiäre Geselligkeit fehlen, ist der häufige Griff in den Kühlschrank oder in die Pralinenschachtel eine echte Ersatzbefriedigung. Bei manchen wird das Essen gegen Langeweile oder Einsamkeit, gegen unangenehme Gedanken und Gefühle zur Gewohnheit oder gar zur Sucht. Es liegt auf der Hand, dass ein solches Verhalten mit einer vernünftigen Ernährungsweise schwer zu vereinbaren ist.

Haben Übergewichtige einen speziellen Charakter?

In vielen Köpfen spukt noch die überkommene Auffassung, dass Schlanke psychisch robuster und anpassungsfähiger als Übergewichtige seien und vorwiegend seelische Störungen das Gewichtsproblem hervorriefen. Heute weiß man jedoch, dass diese Vorstellungen nicht stimmen. Es gibt so gut wie keine Unterschiede in den psychischen Eigenschaften zwischen Dicken und Schlanken. Man kann also nicht von einem für Dicke typischen Persönlichkeitsbild sprechen. In den meisten Fällen liegt die Ursache für Schlanksein oder Übergewicht auch nicht im Seelenleben eines Menschen begründet.

Wenn sich Übergewichtige abgelehnt fühlen

Dicke Menschen sind häufig Vorurteilen und Benachteiligungen ausgesetzt. Dies führt leider oft dazu, dass die Betroffenen sich ihrer Figur schämen und teilweise auch Minderwertigkeitsgefühle bekommen, weil sie die angeblichen Erwartungen ihrer Mitmenschen nicht erfüllen. Bei den meisten Übergewichtigen wird das Selbstbewusstsein jedoch nicht ernsthaft erschüttert.

Dennoch: einige Betroffene, zumeist Frauen, neigen wegen ihres Übergewichts auch zu Depressionen. Sie entwickeln im Lauf der Zeit ein gänzlich negatives Bild von sich selbst und ihrem Körper. Alle übrigen Eigenschaften werden dann nicht mehr wahrgenommen, die Selbsteinschätzung beschränkt sich nur noch auf die Unzufriedenheit mit der eigenen Figur. Schließlich leidet das ganze Selbstwertgefühl darunter.

Gescheiterte Diäten und Selbstwertgefühl

Die depressive Stimmung kann auch die Folge gescheiterter Diäten sein. Obwohl die meisten Diäten unsinnig sind und gar nicht funktionieren können, geben sich die meisten selbst die Schuld für das »Versagen«. Umso wichtiger ist es, diesen Teufelskreis zu durchbrechen und sich auf lange Sicht um eine gesunde Ernährung zu bemühen.

Oft handelt es sich dabei um junge Frauen aus mittleren und höheren Gesellschaftsschichten, die trotz vieler Behandlungsversuche bisher keinen Erfolg hatten. Besonders leicht in diesen Teufelskreis geraten Übergewichtige, die schon in ihrer Kindheit dick waren und sich von ihrer Umwelt und ihren Eltern nie richtig akzeptiert fühlten.

Das hat auch Auswirkungen auf die Behandlungsaussichten. Aufgrund ihrer negativen Erfahrungen glauben diese Menschen nicht mehr daran, jemals erfolgreich Gewicht abzunehmen. Sie warten gleichsam auf das eigene Versagen und den Misserfolg. Dies sind natürlich ungünstige Voraussetzungen für eine Behandlung. Oft kann sogar eine erfolgreiche Gewichtsabnahme das angeschlagene Selbstwertgefühl nicht mehr aufrichten.

Sie sollten mit diesen Gefühlen nicht allein bleiben. Manchmal bringt schon ein intensives Gespräch mit einem verständnisvollen Menschen aus Ihrem Umfeld oder auch mit einem Fachmann eine spürbare Erleichterung. In Einzelfällen kann auch eine intensive psychologische oder psychotherapeutischen Behandlung angeraten sein.

Ess-Störungen

Ein weiteres Resultat unseres übertriebenen Schlankheitsideals ist der sprunghafte Anstieg von Essverhaltensstörungen in den letzten drei Jahrzehnten. Allerdings spielen hierbei noch andere Faktoren eine Rolle, wie erbliche Veranlagung, schmerzliche Erlebnisse in der Kindheit oder eine besondere psychische Empfänglichkeit.

»Gezügeltes« Essverhalten

Es ist sicher empfehlenswert, darauf zu achten, was und wie viel man isst. Manche Menschen gehen aber noch einen Schritt weiter und versuchen geradezu zwanghaft, ihre Essensmenge einzuschränken. Denn sie haben ständig Angst, dick zu werden oder auch nur ein einziges Kilo zuzunehmen. Deshalb halten sie ihr Gewicht unter strikter Kontrolle. Sie unterdrücken Gefühle wie Hunger oder Appetit und versagen sich jegliche Gelüste oder Lieblingsspeisen. Viele Menschen mit solch einem »gezügelten« Essverhalten unterwerfen sich auch gerne strengen Diäten.

Typische Aussagen von gezügelten Essern

- »Ich habe ständig Hunger.«
- »Bestimmte Sachen esse ich überhaupt nicht, weil sie dick machen.«
- »Ich höre immer wieder schnell zu essen auf, weil ich sonst zu dick werde.«

Gleichzeitig reagieren gezügelte Esser auf äußere Essanreize sehr sensibel und lassen sich durch den Anblick und den Geruch von Speisen, durch bestimmte Essenszeiten oder durch besondere Essanlässe wie Geschäftsessen oder Einladungen leicht animieren. Oft kreisen die Gedanken dieser Menschen ständig um das Thema Essen.

Eine derartig strenge Selbstkontrolle lässt sich auf Dauer aber kaum durchhalten. Problematisch wird es vor allem dann, wenn unvorhersehbare Ereignisse auftreten. Besonders in Stresssituationen kann die Kontrolle schnell zusammenbrechen. Während normalen Essern dann eher der Appetit vergeht, fallen gezügelte Esser oft ins andere Extrem und verschlingen große Nahrungsmengen. Gerade weil die Nahrungsbeschränkung so streng und zu sehr vom Kopf gesteuert ist, sind gezügelte Esser auch besonders anfällig für schwer wiegendere Ess-Störungen wie z.B. die Bulimie.

»Gezügelte« Esser sollten versuchen, flexibler zu werden:

- Gönnen Sie sich hin und wieder Lieblingsspeisen.
- Gestatten Sie sich kleine Mengen an Süßigkeiten oder Alkohol.
- Durchkreuzen Sie Ihren Essensfahrplan auch einmal: z.B. Äpfel statt Pfirsiche oder Fleisch statt Fisch oder spontan Kaffeetrinken statt Abendessen.

Essanfälle (»Binge Eating«)

»Binge Eating« (binge = Gelage, Fress-/Sauftour) ist wahrscheinlich die häufigste Ess-Störung – leider ist der englische Begriff nur schwer mit einer deutschen Bezeichnung wiederzugeben, weshalb wir beim englischen Fachbegriff bleiben wollen. Bis zu 30 % aller Übergewichtigen »bingen« (sprich: »bindschen«). Aber auch unter den Schlanken ist diese Ess-Störung weit verbreitet.

Die Betroffenen haben oft ein gezügeltes Essverhalten, werden aber immer wieder von plötzlichen Heißhungerattacken heimgesucht. Dann stopfen sie wahllos riesige Kalorienmengen in sich hinein. Sie haben dabei das Gefühl, jegliche Kontrolle über das Essen verloren zu haben und verspüren auch keine Sättigung mehr. Nach Beendigung einer solchen Essattacke – es können 10 000 kcal und mehr auf einmal sein – werden sich die Betroffenen ihres »dummen Verhaltens« bewusst und reagieren prompt mit schlechtem Gewissen, Schuldgefühlen und Depressionen. Manche Betroffene überkommt es nur einmal im Monat, andere aber »bingen« jede Woche mehrmals.

Wie kommt es zu »Binge Eating«?

Ausschlaggebend ist nicht, ob man tatsächlich Übergewicht hat oder nicht. Schlanke, die sich für zu dick halten, sind für diese Ess-Störung genauso empfänglich wie Übergewichtige. Im Vordergrund stehen die Einstellung zum eigenen Körpergewicht und ein übertriebenes Streben nach Gewichtskontrolle.

Am Anfang der Störung steht häufig eine Schlankheitskur. Hier »lernen« Anfällige das, was später das »Bingen« ausmacht: Bei vielen Diäten sind nur wenige Lebensmittel und meist nur häppchenweise erlaubt, Lieblingsspeisen sind verboten. Es entstehen Entzugserscheinungen und Frustrationen auf der einen Seite, und die Verlockung des »Verbotenen« wird auf der anderen Seite immer übermächtiger. Kein Wunder, dass ein Ausweg aus diesem Dilemma nur darin bestehen kann, die äußere Kontrolle zu sprengen. Gewinnt das Verlangen Oberwasser, dann nimmt die Essattacke ihren Lauf. Da gezügelte Esser kein richtiges Sättigungsgefühl mehr kennen, entfällt die normale »Bremse«.

Bulimie und Magersucht

Diese beiden Störungen liegen nah beieinander und treten häufig auch kombiniert auf. Schon länger bekannt ist die Magersucht (Anorexia nervosa). Wahrscheinlich waren das rigide Fasten und die asketische Lebensweise einiger Heiliger im Mittelalter nichts anderes als Symptome einer Magersucht. Die Ess-Brech-Sucht (Bulimia nervosa) dagegen ist eine junge Krankheit. Beide Formen nahmen allerdings erst in den letzten drei Jahrzehnten sprunghaft zu und stehen in deutlichem Zusammenhang mit dem modernen Schönheitsideal und Schlankheitswahn.

Auch Bulimie und Anorexie beginnen nicht selten im Rahmen einer Diät. Aber auch erbliche Veranlagung und Erziehungseinflüsse scheinen von Bedeutung zu sein. Viele essgestörte Menschen haben bereits in der Pubertät Schwierigkeiten, die altersgemäßen Anforderungen und Krisen zu bewältigen und zu sich selbst zu finden. Im Gegensatz zu früher hält man heute gestörte Beziehungen innerhalb der Familie für nicht so entscheidend. Die Behauptung, dass häufiges Diäthalten und ein gezügeltes Essverhalten Ursachen von Ess-Störungen sind, ist unbewiesen und eher zweifelhaft.

Was ist Bulimie?

Bei der Bulimie kommt es ähnlich wie beim »Binge Eating« zu regelmäßigen Essattacken. Bulimie-Patienten setzen jedoch alles daran, die aufgenommene Nahrung so rasch wie möglich wieder auszuscheiden oder die Kalorien sonst wieder loszuwerden. An erster Stelle steht das herbeigeführte Erbrechen, aber auch Abführmittel, entwässernde Medikamente und Appetitzügler werden hemmungslos eingenommen. Andere reagieren mit strengem Fasten oder treiben maßlos Sport.

Von Bulimie betroffen sind hauptsächlich Mädchen in der Pubertät und junge Frauen, immer häufiger aber auch junge Männer.

Das häufige Erbrechen kann zu einer ganzen Reihe von gesundheitlichen Schäden führen. Störungen im Wasser- und Mineralstoffhaushalt können zu Verstopfung und Herzrhythmusstörungen führen, auch Magengeschwüre und Hormonstörungen sind nicht selten. Zu nennen sind auch das mumpsähnliche Anschwellen der Speicheldrüsen, Verletzungen von Mundhöhle und Fingern durch die Manipulationen beim Erbrechen.

Im Vergleich zum »Binge Eating« ist Bulimie seltener. Die echte Bulimie findet man nur bei 2 bis 5 % der Übergewichtigen, das »Binge Eating« betreiben zwischen 10 und 30 %.

Die Behandlung der Bulimie ist normalerweise sehr schwierig und langwierig. In der Regel ist eine psychotherapeutische Behandlung erforderlich.

Was ist Magersucht?

Typisch für die Magersucht ist das ausgeprägte Untergewicht, das absichtlich herbeigeführt wurde. Die Betroffenen haben eine panische Angst vor dem Zunehmen und tun alles, um kein Gewicht zuzulegen. Selbst extrem Magersüchtige halten sich noch für zu dick und hungern.

Das Urteilsvermögen hinsichtlich der eigenen Figur ist nachhaltig gestört. Magersüchtige essen oft nur noch kleinste Mengen, die meist auch sofort wieder erbrochen werden. Auch der Einsatz von Abführmitteln soll das Gewicht reduzieren. Die Betroffenen entwickeln ein auffälliges Essverhalten wie ewig langes Verzehren von kleinsten Happen oder Herumstochern im Essen. Paradoxerweise kochen Magersüchtige gerne für andere aufwendige Mehrgang-Menus und wälzen Kochbücher und Diätbroschüren auf der Suche nach neuen Ideen.

Das herbeigeführte Erbrechen kann bei den Patienten so zur Gewohnheit werden, dass sich der Brechreflex verselbständigt. Nach Aufnahme kleinster Mengen Nahrung kommt es bereits zum Erbrechen. Hier ist auch deutlich der Übergang zur Bulimie zu sehen, weshalb beide Erkrankungen eng zusammenhängen.

Die Behandlung der Magersucht kann ebenso langwierig sein wie die der Bulimie. Mit Psychotherapie und Verhaltenstherapie wird versucht, die Ess-Störungen zurückzudrängen. Schwere Fälle, die lebensbedrohliche Formen annehmen können, müssen in der Klinik behandelt werden.

Weitere Ess-Störungen

Kohlenhydratheißhunger Manche Übergewichtige, aber auch Schlanke, in erster Linie unregelmäßig essende junge Frauen haben mehr oder weniger häufig einen regelrechten Heißhunger auf Kohlenhydrate. Während sich die Betroffenen vorher antriebslos, gereizt oder ängstlich fühlten, sind sie danach entspannt, ruhig und wieder unternehmungslustig. Wahrscheinlich wird ein Serotonin-Mangel im Gehirn durch den Verzehr von Kohlenhydraten beseitigt.

Empfehlenswert sind regelmäßige, über den Tag verteilte Mahlzeiten. Bevorzugen Sie dabei langsame Kohlenhydrate, also Brot, Müsli, Nudeln, Kartoffeln oder Obst und essen Sie möglichst wenig Zucker, sonstige Süßigkeiten oder zuckerhaltige Getränke. In den meisten Fällen lässt sich diese Störung dadurch deutlich bessern.

Nächtliche Essanfälle Die Betroffenen – Übergewichtige genauso wie Schlanke – sind morgens bis in den Vormittag hinein völlig ohne Appetit, essen dafür aber in den Abendstunden und nachts umso mehr. Nach 19 Uhr verzehren sie über die Hälfte ihrer Tagesration.

Nachts wachen die Betroffenen oft mit unbezähmbarem Hungergefühl auf und plündern den Kühlschrank, erst danach können sie wieder einschlafen. Häufig besteht auch eine Neigung zu Aufwachschlaflosigkeit.

Die Ursache dieses Phänomens ist nicht bekannt. Es wird eine Störung der »inneren Uhr« vermutet, wie dies auch bei Langstreckenflügen mit Zeitverschiebung der Fall ist. Auslösend wirkt oft übermäßiger Stress, nach Verschwinden der Belastungsstituation normalisiert sich das Essverhalten meist wieder.

Diese Essanomalität ist insgesamt eher als harmlos anzusehen. Betroffene sollten allerdings darauf auchten, bei den abendlichen oder nächtlichen Heißhungerattacken fett- und zuckerreiche Kalorienbomben zu vermeiden. Besser ist es, auf Obst oder Vollkornprodukte zurückzugreifen. Außerdem ist es hilfreich, den Stress abzubauen, z. B. mit mehr Pausen im Tagesablauf und mit gezielten Entspannungsübungen.

Diäten und Essstörungen Ohne Zweifel kann die starre Einhaltung einer Diät bei psychisch anfälligen Menschen großen Schaden anrichten. Ess-Störungen werden jedoch nicht durch Diäten verursacht, sondern höchstens ausgelöst. Man nimmt an, dass Menschen mit verborgenen bzw. beginnenden Ess-Störungen ein falsches Körperbild vor Augen haben, d. h. sie halten sich für zu dick, obwohl sie es objektiv nicht sind. Deshalb wollen die Betroffenen um alles in der Welt ihr Gewicht senken – und dies meist mit rigiden Diäten.

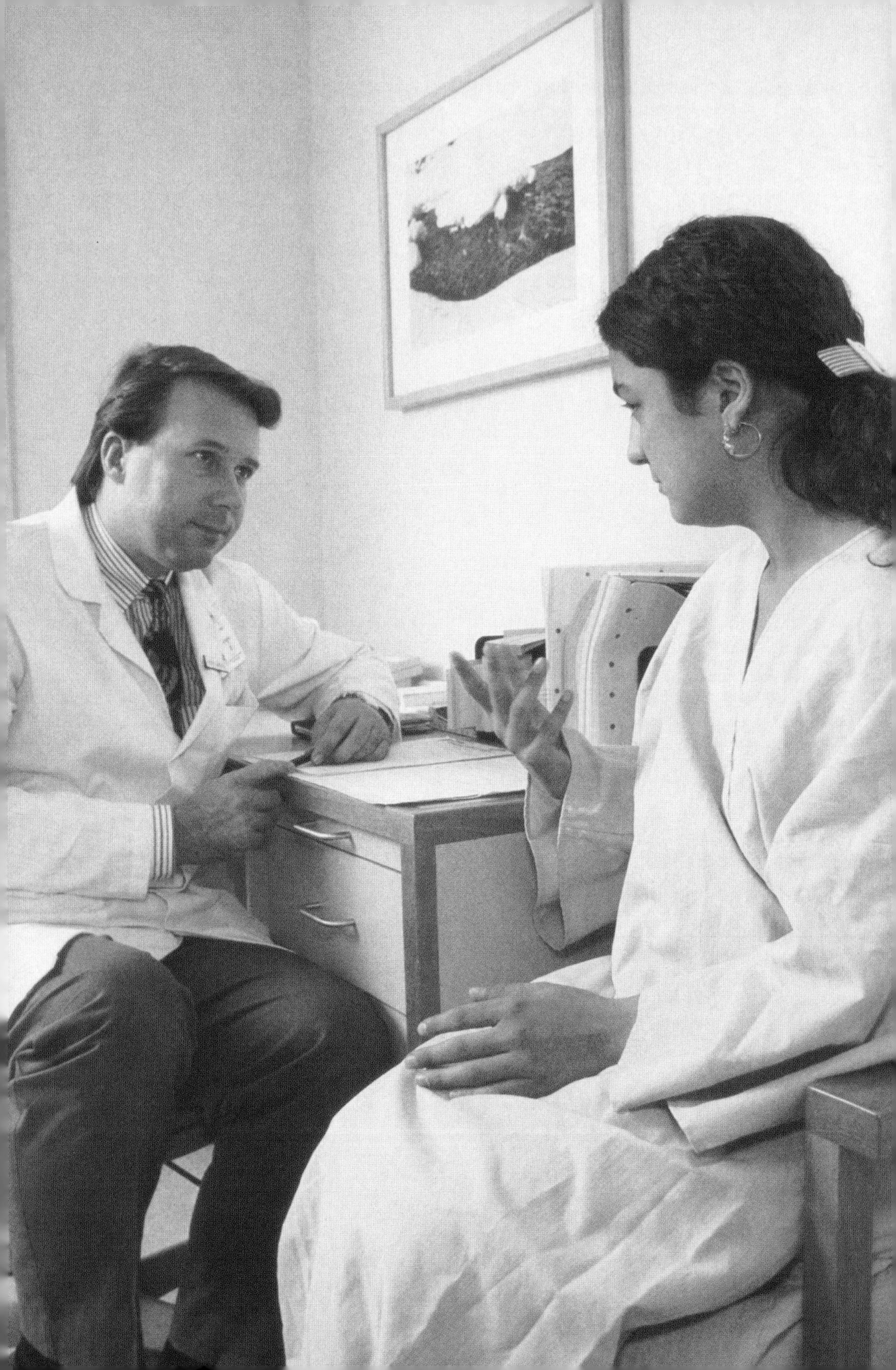

Gewichtsabnahme will geplant sein!

Viele Übergewichtigen fragen sich häufig, ob sie überhaupt abnehmen und wie sie es anstellen sollen. Auch das Wieviel spielt eine große Rolle. Reichen 5 kg oder lohnt sich der Aufwand deswegen gar nicht? Antwort auf diese Fragen gibt es im folgenden Kapitel. Lesen Sie, bei welchem BMI Abnehmen unbedingt und möglichst bald erfolgen soll und bei welchen »Maßen« überhaupt keine Maßnahmen erforderlich sind. Wichtig für Sie: Stürzen Sie sich nicht blindlings in die nächstbeste »Super-Diät«, sonst kann es zu bösen Überraschungen kommen!

Wann ist Abnehmen erforderlich?

Grundsätzlich könnte man sagen: Sie sollten immer dann abnehmen, wenn Sie mit Ihrem Aussehen nicht mehr zufrieden sind, weil Sie (tatsächlich) zu viele Pfunde auf die Waage bringen. Auch Leidensdruck muss man zum Anlass nehmen, die überschüssigen Pfunde loszuwerden. Dennoch reicht der Blick in den Spiegel oder auf die Waage beileibe nicht immer aus, um die Frage nach dem Abnehmen sinnvoll zu entscheiden. Man muss noch eine Reihe anderer Aspekte klären, so die Frage nach gesundheitlichen Problemen, nach dem Alter und dem Ausmaß des Übergewichts. Es macht natürlich einen gewaltigen Unterschied, ob Sie lediglich 5 bis 10 kg zu viel haben oder ein Körpergewicht von 200 kg reduzieren wollen. Eine Planung ist in jedem Fall sinnvoll.

Bei vielen Menschen steht nur der Wunsch nach einer besseren Figur im Vordergrund. Sie wollen vor der Badesaison noch schnell ihren Winterspeck loswerden und machen sich sonst keine weiteren Gedanken. Millionen praktizieren das, suchen sich eine Diät und legen einfach los. Auch bei dieser Form des Abnehmens sollte man sich vorher beim Hausarzt informieren, wie die Diät einzuschätzen ist und welche gesundheitlichen oder anderen Probleme beim Abnehmen generell auftreten können.

Lohnt sich eine Gewichtsabnahme?

Richtiges Abnehmen fördert Ihre Gesundheit. Praktisch alle übergewichtsbedingten Krankheiten und Störungen bessern sich dadurch oder verschwinden ganz: Blutdruck und Harnsäure sinken, Blutzucker- und Blutfettwerte bessern sich, Herz, Gelenke und Wirbelsäule werden entlastet, die Lunge besser durchlüftet, das Krebs- und Unfallrisiko sinkt, Operationen werden leichter überstanden. Wenn auch die meisten Stoffwechselstörungen zunächst wenig oder keine Beschwerden verursachen, ist die Besserung der Gelenk- und Rückenbeschwerden meist sehr beeindruckend.

Die Gewichtsabnahme steigert aber auch Ihr seelisches Wohlbefinden. Die meisten fühlen sich sehr wohl, wenn sie überschüssige Pfunde verloren haben: Sie freuen sich über Komplimente und Anerkennung ihrer Umgebung, sie sind glücklich, wieder flottere Kleidung tragen zu können, sie sind wieder optimistischer und sehen ihren Alltag positiver.

Neben dem rein kosmetischen Gesichtspunkt gibt es natürlich viele medizinische Gründe wie einen erhöhten Blutdruck oder eine Zuckerkrankheit, warum Sie Ihr Übergewicht reduzieren sollten. Wir haben Sie darüber ab Seite 31 ausführlich informiert.

Je jünger Sie sind, je mehr Übergewicht Sie haben und je stärker dadurch Ihre Gesundheit bedroht ist, desto dringlicher ist eine Gewichtsabnahme.

Der BMI-Wert gibt die Antwort

Nach unserer Erfahrung haben die wenigsten Übergewichtigen eine klare Vorstellung davon, welches Behandlungsziel für sie sinnvoll und machbar ist. Die meisten möchten natürlich möglichst rasch möglichst viel abnehmen und haben die Idealvorstellung vom schlanken, attraktiven Model im Kopf. Ein solches Ziel ist illusorisch.

Leider werden solche übersteigerten Erwartungen durch die Werbung für Diätprodukte und Abnehmmethoden kräftig gefördert, frei nach der Devise: »Je größer die Versprechungen, desto leichter fallen die Leute darauf herein«. Demzufolge überbieten sich vor allem unseriöse Anbieter darin, den Übergewichtigen das Blaue vom Himmel zu versprechen, und wecken damit völlig falsche Hoffnungen.

Ziel der Behandlung sollte sein, dass Sie Ihr Körpergewicht dauerhaft verringern. Je höher Ihr Ausgangsgewicht ist, desto größer sollte der Gewichtsverlust sein, desto unwahrscheinlicher wird es aber, dass Sie Ihr Gewicht vollständig normalisieren. Wenn Sie Ihren BMI noch nicht kennen, dann schlagen Sie auf Seite 77 nach.

Ab BMI 40: höchste Alarmstufe

Bei Ihnen liegt ein sehr ausgeprägtes Übergewicht vor. Für Sie besteht höchste Alarmstufe, da Ihre Gesundheit stark gefährdet ist. Sie sollten unbedingt Gewicht abnehmen. Wenn Sie schon übergewichtsbedingte Krankheiten haben und bisher nicht ausreichend durch ein mehrgleisiges Programm mit Ernährungsumstellung und mehr körperlicher Bewegung abnehmen konnten, sollte sogar eine operative Behandlung erwogen werden. Informieren Sie sich dazu bei einem Übergewichtsspezialisten.

Ab BMI 30: unbedingt abnehmen

Vom ärztlichen Standpunkt aus besteht kein Zweifel, dass Sie ab einem BMI von 30 in jedem Fall Gewicht abnehmen sollten. Denn ein ausgeprägtes Übergewicht bedroht auf Dauer Ihre Gesundheit und kann auch Ihre Lebenserwartung verkürzen.

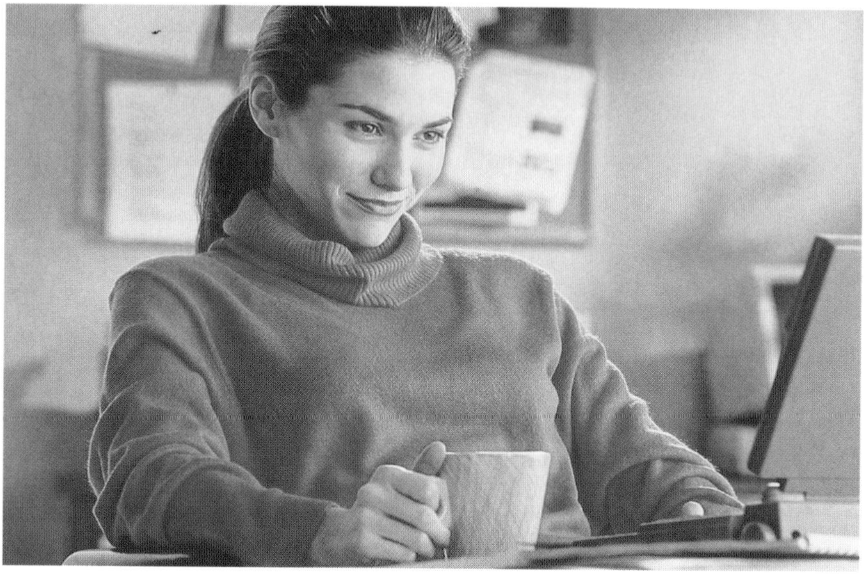

Sie sollten daher versuchen, 5 bis 10 kg (eventuell auch 15 kg) abzunehmen. Auch wenn Sie damit kein Normalgewicht erreichen, so zählt für Ihre Gesundheit jedes Kilo, das Sie weniger wiegen.

Empfehlenswert sind eine fettarme Mischkost mit mäßiger Kalorienbegrenzung und mehr körperliche Bewegung. Bei schwer wiegenden Gesundheitsproblemen oder wenn Sie einen schnelleren Anfangserfolg sehen wollen, kommt auch eine Formula-Diät (siehe Seite 144) infrage. Diese muss aber immer in ein sinnvolles Programm eingebettet sein mit anschließender Beibehaltung einer fettarmen Ernährung. Um eine gesundheitliche Gefährdung möglichst gering zu halten, sollte eine Formula-Diät immer von einem erfahrenen Arzt angeordnet und überwacht werden.

Ab einem BMI von 30 kommen auch gewichtssenkende Medikamente in Betracht, aber erst dann, wenn Sie das Behandlungsziel nicht durch Ernährungsumstellung und mehr Bewegung erreichen. Medikamente können diese Maßnahmen wirksam unterstützen, aber nicht ersetzen.

Setzen Sie sich ein erreichbares Behandlungsziel!
Ziel des Abnehmens ist es nicht, Normalgewicht zu erreichen!

BMI 25 bis 29: abnehmen, wenn Risikofaktoren oder seelischer Leidensdruck hinzukommen

Haben Sie nur leichtes bis mäßiges Übergewicht, also einen BMI von 25–29, dann stellt sich die Frage, ob neben dem kosmetischen Aspekt triftige Gründe bestehen, weshalb Sie unbedingt abnehmen sollten.
Für das Abnehmen spricht:

- Sie sind ein »Apfeltyp« (siehe Seite 21), haben also eine ausgeprägte Vermehrung Ihres Bauchfetts, Ihr Taillenumfang liegt über 80 cm (bei Frauen) bzw. über 94 cm (bei Männern). Der Apfeltyp hat ein erhöhtes Gesundheitsrisiko, sodass auch bei mäßigem Übergewicht eine Gewichtsabnahme zu empfehlen ist.
- Sie zählen zu den jüngeren Erwachsenen (bis etwa 45 Jahre) oder sind Jugendlicher. Wegen der möglichen Langzeitfolgen sollten Sie zumindest eine mäßige Gewichtsreduktion anstreben.
- Sie haben bereits Gesundheitsprobleme, wie z.B. erhöhte Blutzucker- oder Blutdruckwerte, Fettstoffwechselstörungen oder Herz-, Gelenk- oder Rückenbeschwerden, dann raten wir Ihnen ebenfalls zum Abnehmen. Denn dadurch ist eine Besserung oder sogar Beseitigung der Beschwerden zu erwarten.

Selbst wenn bei mäßigem Übergewicht keine unmittelbare Gesundheitsgefährdung erkennbar ist, kann auch ein starker seelischer Leidensdruck Grund genug sein, um Gewicht abzunehmen. Allerdings sollten Sie sich vorher gut überlegen, inwieweit dieser Leidensdruck tatsächlich mit Ihrem Übergewicht zusammenhängt.

Bei wem alle diese Gründe nicht vorliegen, braucht sich um sein leichtes Übergewicht keine Sorgen zu machen. Allerdings sollte eine weitere Gewichtszunahme unbedingt vermieden werden. Dies läßt sich mit richtiger Ernährung und ausreichend Bewegung gut bewerkstelligen.

BMI unter 25: kein Grund zum Abnehmen

Wenn Ihr BMI unter 25 liegt, dann gehören Sie zu den Glücklichen mit Normalgewicht. Allerdings fühlen sich manche Frauen damit schon nicht mehr wohl, da unser Schlankheitsideal Models mit einem BMI von 16 bis 18 zum Vorbild hat. Für drastische Maßnahmen, insbesondere für gefährliche Radikaldiäten oder Schlankheitspulver besteht dann überhaupt kein Anlass. Wir möchten dies noch einmal betonen, weil sich unter dem heutigen Modediktat viele schlanke Frauen immer wieder kasteien, um auch das letzte sichtbare Gramm Fett wegzuhungern oder wegzutrimmen.

Überlegen Sie bitte genau, ob Sie sich wirklich von dem einseitigen Schlankheitsideal unserer Gesellschaft leiten lassen wollen. Wenn Sie dennoch aus ästhetischen Gründen abnehmen möchten, dann sollten es nur wenige Pfunde sein, und Sie sollten eine absolut ungefährliche Methode wählen, z.B. die fettarme Mischkost (siehe Seite 92).

Im Grunde sollten Sie aber bei Ihrem Gewicht bleiben! Ausreichend Bewegung und eine gesunde Ernährung helfen Ihnen, auch weiterhin schlank zu bleiben und Wohlstandskrankheiten vorzubeugen.

Legen Sie Ihr Ziel fest!

Die Gründe, warum man zu dick ist, und die Auswirkungen des Übergewichts auf Körper und Seele können sehr unterschiedlich sein. Deshalb ist es nötig, in jedem Einzelfall das richtige Behandlungsziel festzulegen. Machen Sie sich im Vorfeld der Gewichtsabnahme klar, was Sie mit der Abspeckkur erreichen wollen. Ist Ihr Ziel ein besseres Aussehen, weniger gesundheitliche Probleme, eine stabilere Psyche?

Wenn Sie erhöhte Blutzuckerwerte haben, kann das Ziel eine bessere Blutzuckereinstellung sein. Sie stellen Ihre Ernährung auf eine fettarme Mischkost um, verringern Ihre Kalorienmenge und bewegen sich mehr. Meist verbessert sich die Stoffwechsellage schon nach einer Gewichtsabnahme von 3 bis 5 kg, manchmal normalisiert sie sich sogar vollständig. Wenn Sie dies geschafft haben, dann haben Sie Ihr Ziel erreicht und dürfen stolz sein, auch wenn Sie noch kein Normalgewicht haben.

Wenn Ihr Blutdruck zu hoch ist, dann könnte das Ziel lauten: Senkung der Blutdruckwerte. Sie stellen Ihre Ernährung auf eine fettarme Mischkost um, verringern Ihre Kalorienmenge, essen salzärmer, trinken möglichst wenig Alkohol und bewegen sich mehr. Nach einigen Kilo weniger hat sich Ihr Blutdruck sicher gebessert oder vielleicht sogar normalisiert, Sie können also sehr zufrieden sein, auch wenn Sie noch nicht normalgewichtig sind.

Genauso positiv aus wirkt sich eine Zielsetzung auch bei anderen Gesundheitsproblemen wie erhöhten Blutfetten bzw. Gelenk- oder Rückenschmerzen aus. Selbst bei stärker ausgeprägtem Übergewicht wirkt sich schon eine Verringerung um 5 bis 10 Kilo sehr vorteilhaft auf die Gesundheit aus.

Auswirkung einer Gewichtsabnahme von 10 kg auf Gesundheitsstörungen (Durchschnittswerte)

- Bei Diabetes Senkung des Nüchternblutzuckers um 50 %.
- Bei Hochdruck Senkung des Blutdrucks um 10–20 mmHg.
- Bei erhöhtem Cholesterin Senkung um 15 %.
- Bei erhöhten Triglyzeriden Senkung um 30 %.
- Bei erniedrigtem HDL-Cholesterin Anstieg um 8 %.

Wie viel sollten Sie abnehmen?

Prinzipiell gilt natürlich, dass Sie bei stärkerem Übergewicht auch mehr abnehmen sollten als bei geringerem. Bei einem BMI von 25 bis 29 reichen 3 bis 5 kg (eventuell auch bis 10 kg), bei einem BMI zwischen 30 und 39 sollten es schon wenigstens 5 bis 10 kg (eventuell auch bis 15 kg) sein. Ab einem BMI von 40 sind dann schon 10 bis 20 kg und mehr erforderlich. Wie viel Sie abnehmen sollten, hängt auch von Ihrem Alter ab – bei einem rüstigen 75-Jährigen sollte man viel zurückhaltender sein als bei einem 35-Jährigen. Auch Ihre gesundheitliche Verfassung spielt eine Rolle: Solange übergewichtsbedingte Beschwerden vorhanden sind, ist man natürlich bestrebt, noch ein paar Kilo mehr abzunehmen.

Tab. 3: So viel sollten Sie mindestens abnehmen

Ihr BMI	angestrebte Gewichtsabnahme
25–29,9	3–5 kg (bis 10 kg)
30–39,9	5–10 kg (bis 15 kg)
ab 40	10–20 kg (und mehr)

(Der untere Wert gilt etwa ab dem 50. Lebensjahr)

Ist eine Gewichtsabnahme von über 10 Kilo erforderlich, sollten Sie sich kleinere und damit leichter erreichbare Ziele setzen. Man kann das Behandlungsziel dann etappenweise festsetzen, z.B. in 5-kg-Schritten. Eine Therapie in kleinen Etappen ist in jedem Fall vernünftiger und aussichtsreicher als ein zu ehrgeiziger Sprung.

Schauen wir uns ein Beispiel an: Angenommen, Sie sind 180 cm groß und wiegen 115 kg (BMI = 35). Sie sollten auf längere Sicht versuchen, unter einen BMI von 30 zu kommen, also auf knapp unter 100 kg in Ihrem Fall. Das würde eine Gewichtsabnahme von 15 kg bedeuten, in einem Sprung nur für wenige zu schaffen. Besser ist, wenn Sie sich zunächst 5 kg vornehmen, bevor Sie in weiteren Schritten Ihr Ziel anstreben. Selbst wenn Sie insgesamt nur 10 Kilo schaffen, wäre das schon ein großer Gewinn für Ihre Gesundheit und Ihre Lebensqualität!

Es ist auch psychologisch geschickter, sich kleine und erreichbare Ziele zu setzen. Gelingt der erste Schritt, dann ist man zu Recht stolz und glücklich, aber auch besser motiviert, den nächsten Schritt zu tun, um vielleicht weiter abzunehmen.

Wie schnell sollten Sie abnehmen?

Wir können hier nur eindringlich vor Werbeversprechen warnen: 20 kg in vier Wochen und anschließend Normalgewicht für immer – das wird zwar den Übergewichtigen immer wieder versprochen, ist aber schlicht und ergreifend ein Märchen. Manche rechnen sich dabei auch aus, nach wie vielen Wochen sie ihr »Idealgewicht« erreicht haben. Wer derartigen Sprüchen glaubt, der wird mit Sicherheit scheitern. Wir möchten Ihnen solche unnötigen Enttäuschungen ersparen und Ihnen aufzeigen, was realistisch ist.

Empfehlenswert ist zunächst, eine langsame und schonende Gewichtsabnahme anzustreben, etwa 0,5 bis 1 Kilo pro Woche. Ein schnelleres Abspecken belastet den Körper unnötig: Kreislaufstörungen und Unterversorgung mit wichtigen Nährstoffen wie Vitaminen und Spurenelementen können die Folge sein. Nur in Ausnahmen – vor allem bei schwer wiegenden Gesundheitsproblemen – kann eine rasche Gewichtsabnahme erwünscht sein.

Wie bei jeder anderen Behandlung darf der Betroffene durch die Therapie keinen Schaden erleiden und nicht unnötig gefährdet werden. Dieses Prinzip wird aber gerade von vielen Radikaldiäten grob missachtet. Die Methoden, die zu einer langsamen Gewichtsabnahme führen, sind deshalb auch am sichersten.

Die Zahl der Kilokalorien pro Tag

Um langsam und schonend abzuspecken, genügt normalerweise eine Kalorienbeschränkung auf etwa 1200 bis 2000 kcal am Tag, je nach Alter und Ausgangsgewicht. Damit können Sie in den ersten vier Wochen durchschnittlich 2 bis 4 kg abnehmen. Nach einiger Zeit schwächt sich

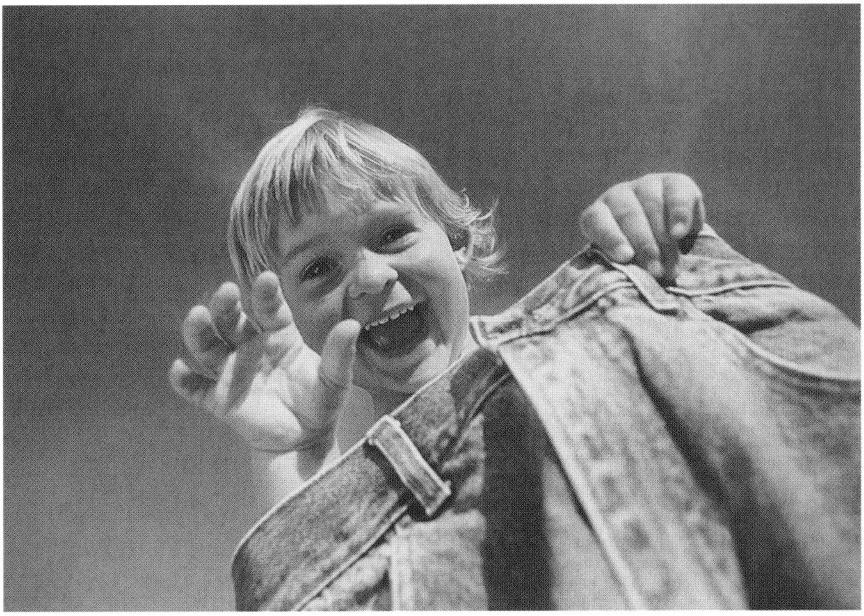

der Gewichtsverlust allerdings ab, d.h. Sie verlieren dann weniger Pfunde als am Anfang.

Wer von Ihnen Erfahrung mit Diäten hat, kennt diesen Effekt nur zu gut. Dies rührt daher, dass wir nicht nur Fett, sondern auch Muskelmasse verlieren, wodurch auch unser Grundumsatz zurückgeht. Hinzu kommt noch eine gewisse »Stoffwechselverlangsamung«, sodass unser Körper jetzt weniger Energie verbraucht und die Pfunde langsamer purzeln.

Wenn Sie Ihre Kalorienaufnahme drastisch einschränken, nämlich auf unter 1000 kcal/Tag, dann ist der höchste Gewichtsverlust zu erwarten. Innerhalb eines Monats können Frauen auf diese Weise ca. 6 bis 10 kg, Männer etwas mehr, nämlich 8 bis 12 kg, an Gewicht abnehmen. Je jünger und schwerer Sie sind, desto größer ist auch Ihr täglicher Gewichtsverlust. Auch bei einer drastischen Diät schwächt sich der Gewichtsverlust nach einiger Zeit ab.

Weniger als 1000 kcal pro Tag zu sich zu nehmen ist allerdings nicht ungefährlich und kann auf Dauer Ihre Gesundheit gefährden, möglich ist beispielsweise ein Eiweiß-, Vitamin- und Mineralstoffmangel. Deshalb sollte eine derartige Diät (z.B. Formula-Diät) immer von einem erfahrenen Arzt verordnet und überwacht werden. Eine so drastische Kalorienreduzierung kommt erst ab einem BMI von 30 infrage und ist mit Sicherheit nicht für jeden geeignet (siehe Seite 144).

Schön wie Venus und stark wie Herkules?

Nicht jeder Mensch besitzt von Natur aus die Figur einer Venus oder eines Herkules. Zu unterschiedlich ist der Körperbau jedes Einzelnen von uns. Die Körperproportionen, egal ob Frau oder Mann, lassen sich durch keine auch noch so geartete Diät oder Behandlung verändern. Es gibt keine Methode – von chirurgischen Verfahren einmal abgesehen –, mit der man beispielsweise das Hüftfett gezielt verringern könnte! Körperliche Bewegung und Gymnastik haben allerdings einen »modellierenden« Einfluss auf unsere Figur.

Was ist sonst noch wichtig, um mit Erfolg abzunehmen?

Einer Ihrer wichtigsten Grundsätze beim Abnehmen sollte ab sofort sein:

Ich bin für mich selbst verantwortlich!

Ganz wichtig ist, dass Sie selbst das Heft in die Hand nehmen: Wer glaubt, für sein Gewichtsproblem sei der Partner, der Arzt oder die Diätassistentin zuständig, hat schon verloren. Wer sich lieber auf Schlankheitsmittel oder -pulver verlässt und glaubt, er müsse selbst nichts dazu beitragen, wird ebenfalls erfolglos bleiben. Nur wenn Sie erkennen und akzeptieren, dass Sie Tag für Tag selbst für das Abnehmen verantwortlich sind, werden Sie auch erfolgreich sein. Außerdem gilt:

- Wer hochmotiviert ist, hat auch die besten Erfolgsaussichten.
- Nur wer langfristig plant, hat auch dauerhaften Erfolg.
- Haben Sie ganz viel Geduld!

Warum bereits Gewicht halten ein Erfolg sein kann?

Die meisten Deutschen nehmen mit dem Älterwerden langsam aber sicher zu. Im Durchschnitt macht die Gewichtszunahme pro Jahr zwischen 0,3 und 0,5 kg aus. Übrigens, meist während der Winterzeit. Wenn Sie über 20 Jahre Ihr Gewicht halten, haben Sie damit möglicherweise einen deutlichen Gewichtsanstieg verhindert und für Ihr Wohlbefinden und Ihre Gesundheit einiges erreicht. Wer bereits leicht übergewichtig ist, sollte vor allem bemüht sein, sein Gewicht nicht weiter ansteigen zu lassen.

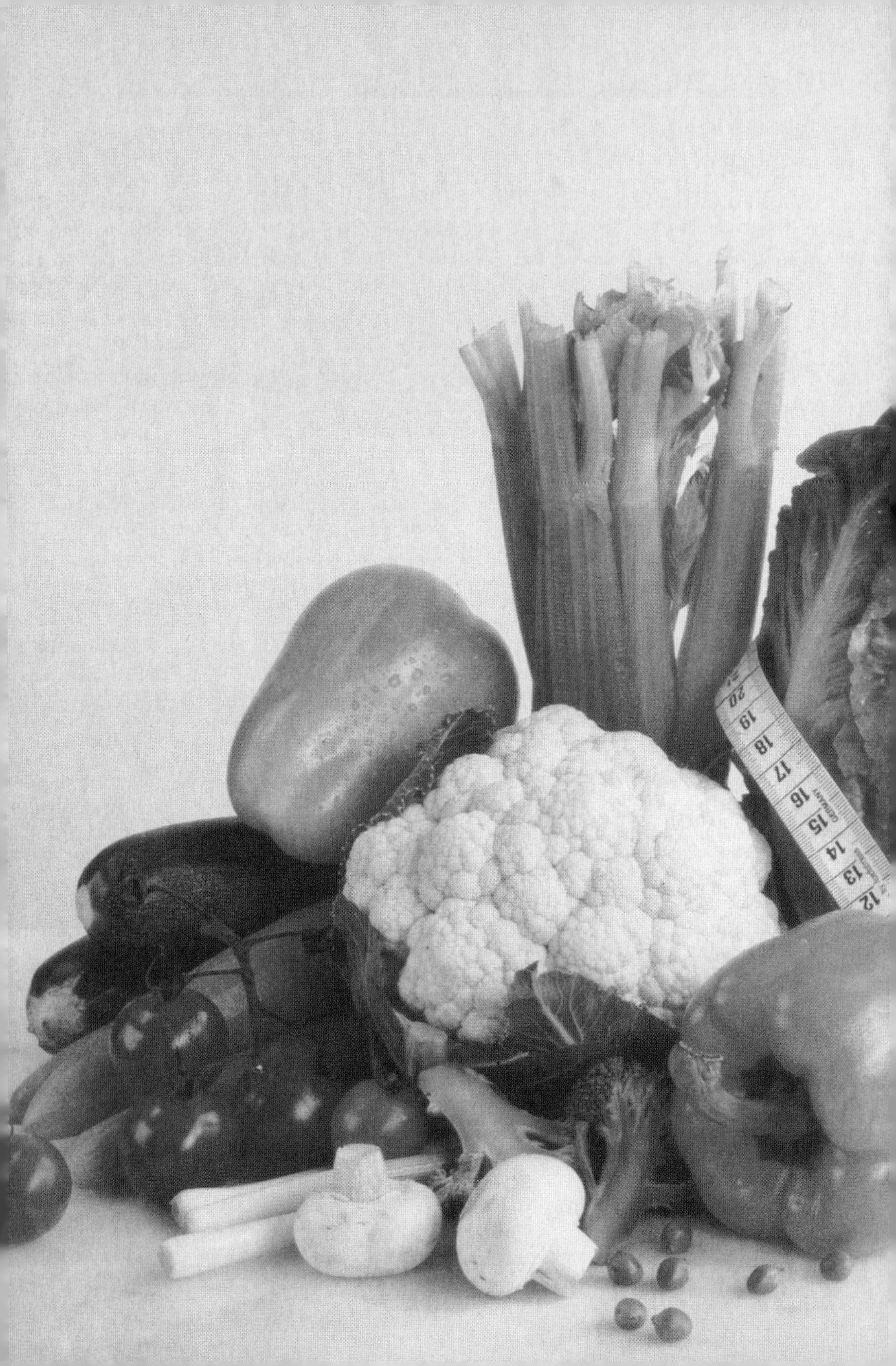

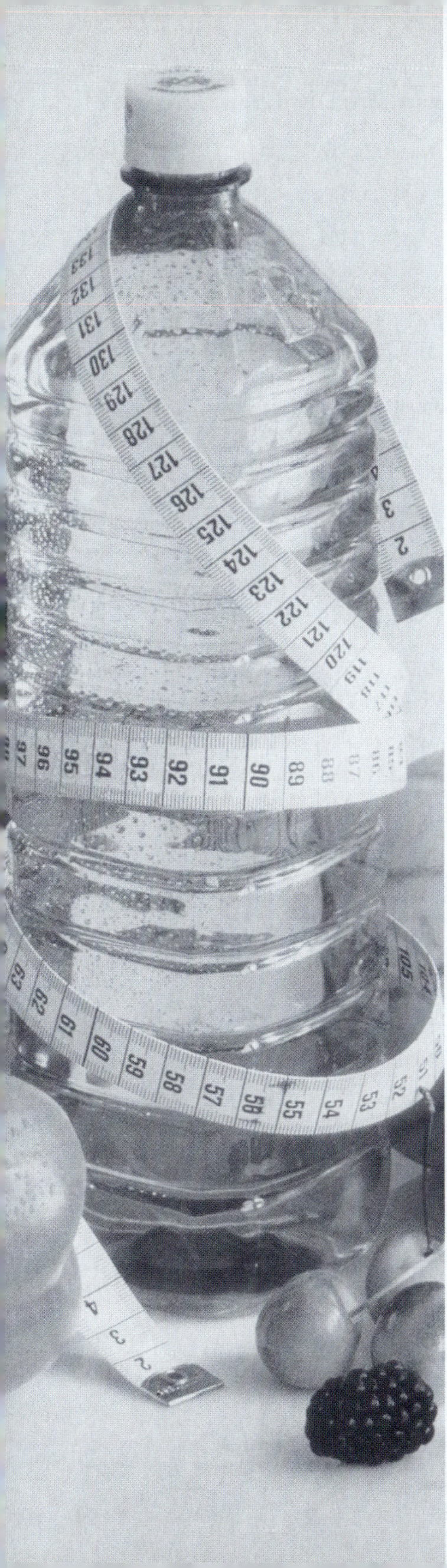

Was tun gegen Übergewicht?

Die Behandlung des Übergewichts erfolgt am besten mit ärztlicher Hilfe. Nur ein Arzt kann Ihre Gesundheit richtig einschätzen, Ihnen helfen, die richtige Behandlung zu finden, und Ihnen sagen, wie weit die Maßnahmen zum Abnehmen gehen dürfen. Ohne Ihre aktive Mitarbeit kann eine Behandlung jedoch nicht gelingen. Sie müssen bereit sein, sich auf Dauer anders zu ernähren und sich mehr zu bewegen. Nur wer am Ball bleibt und sich weiterhin kalorien- und fettarm ernährt, schafft es garantiert, sein Gewicht dauerhaft niedrig zu halten. In besonderen Fällen können auch Medikamente und chirurgische Verfahren eingesetzt werden.

Die optimale Behandlung des Übergewichts aus ärztlicher Sicht

Leider wird das Thema Übergewicht im deutschen Gesundheitswesen immer noch stiefmütterlich behandelt, obwohl seine Bedeutung für die Entstehung vieler so genannter Wohlstandserkrankungen nicht hoch genug eingeschätzt werden kann. Es gibt nur relativ wenige Ärzte, die auf diesem Gebiet besondere Erfahrung haben. Erfreulicherweise zeichnet sich hier aber eine deutliche Besserung der Versorgungssituation ab.

Im Folgenden wollen wir kurz darstellen, worauf es aus ärztlicher Sicht besonders ankommt, damit Sie wissen, welche Informationen und Untersuchungen wichtig sind, um Ihr Übergewichtsproblem zu beseitigen oder wenigstens besser in den Griff zu bekommen.

Grundsätzlich sollte jeder, der abnehmen möchte, zunächst den Hausarzt aufsuchen. Ihr Arzt sollte erfahren, seit wann Ihr Gewichtsproblem besteht, wie es überhaupt zur Gewichtszunahme gekommen ist und was Sie bisher dagegen unternommen haben.

Zu klären ist auch, inwieweit eine Familienbelastung für Übergewicht, Diabetes, Bluthochdruck und Herzinfarkt besteht. Sehr genau muss dann erfragt bzw. untersucht werden, welche Beschwerden oder Störungen als Folge des Übergewichts vorliegen. Dazu gehört eine körperliche Untersuchung inkl. Blutdruckmessung und Erfassung des Fettverteilungsmusters sowie eine Blutuntersuchung mit Bestimmung von Blutzucker, Blutfetten, Harnsäure, Kreatinin und anderer Parameter.

Darüber hinaus sollte der Arzt die gesamte berufliche und häusliche Situation einschließlich des Essverhaltens und der körperlichen Aktivität kennen, um eine optimale Behandlung anbieten zu können. Besonderes Augenmerk ist auf die persönlichen Ernährungsgewohnheiten zu richten. Diese Informationen sollten am besten von der Person eingeholt werden, die auch die Ernährungsberatung durchführt.

Bevor die Behandlung beginnt, sollten die persönlichen Behandlungsziele festgelegt und besprochen werden, in welchen Abständen Vorstellungen in der Praxis erfolgen sollen. Je nach Art der Therapie können die Abstände zwischen ein und vier Wochen liegen. Es kann sinnvoll sein zu verabreden, dass der/die Übergewichtige parallel zur Betreuung durch den Arzt an Kursangeboten von Krankenkassen teilnimmt, um vor allem ein neues Essverhalten einzuüben und vom Erfahrungsaustausch mit Leidensgenossen zu profitieren.

Auch in der Phase der Gewichtsstabilisierung sind regelmäßige Besuche beim betreuenden Arzt sehr wichtig, diese können dann aber in größeren Abständen stattfinden. Nur bei besonderen Problemen wie z.B. extremes Übergewicht oder Störungen infolge von Übergewicht können zusätzliche bzw. andere Behandlungsmaßnahmen (Formula-Diät, siehe Seite 144, Medikamente, siehe Seite 148, Operation, siehe Seite 152) ratsam oder notwendig sein und dann die Mitbetreuung durch einen Übergewichtsspezialisten erforderlich machen.

Sie sollten zu Hause eine Gewichtskurve führen, wobei ein- bis zweimaliges Wiegen pro Woche völlig ausreicht. Zur Selbstkontrolle können Sie auch Ihre Mahlzeiten oder sportlichen Aktivitäten protokollieren. Und vergessen Sie niemals, dass neben der optimalen medizinischen Betreuung Ihre persönliche Motivation und Bereitschaft zur langfristigen Änderung der Lebensweise die entscheidende Voraussetzung für den Behandlungserfolg darstellt.

Das Basis-Programm

Um Übergewicht erfolgreich zu bekämpfen, sollten Sie stets mehrere Register gleichzeitig ziehen. Eine Ernährungsumstellung allein ist zwar unerlässlich, um abzunehmen, aber der Erfolg verbessert sich merklich, wenn Sie zudem Ihr Essverhalten korrigieren und sich mehr bewegen. Auch eine Verhaltenstherapie ohne Ernährungsumstellung hat sich nicht bewährt. Das moderne Basis-Programm zur Behandlung von Übergewicht ist daher immer »mehrgleisig« und beinhaltet:

- eine Umstellung der Ernährung,
- eine Änderung des Essverhaltens,
- mehr Bewegung.

Dabei geht es um eine möglichst langfristige Veränderung Ihrer Lebensweise. Es hat keinen Zweck, sich für drei Wochen zu kasteien und dann wieder in seine alten Gewohnheiten zurückzufallen.

Übergewicht ist ein lebenslanges Problem und deshalb nur durch eine dauerhafte Änderung Ihrer Lebensweise beherrschbar.

Grundsätzlich sollten Sie es immer zuerst mit dem oben beschriebenen Basisprogramm versuchen. Erst wenn Sie hier nach 3 bis 6 Monaten nicht ausreichend erfolgreich waren, können eine Formula-Diät oder Medikamente erwogen werden. Unter einem BMI von 30 sollten Medikamente oder eine Formula-Diät nur in Ausnahmefällen zum Einsatz kommen.

Wenn Sie extremes Übergewicht haben, also ab einem BMI von 40, kann auch eine operative Magenverkleinerung in Betracht kommen. Aber erst, wenn ernsthafte Anläufe mit einem Basisprogramm bzw. mit Medikamenten oder einer Formula-Diät erfolglos geblieben sind.

Dieses Basisprogramm ist nicht nur Grundlage für die Phase der Gewichtsabnahme, sondern auch für die Zeit danach, wenn Sie das erreichte Gewicht stabilisieren wollen.

Wichtig ist auch, dass die Behandlung auf Ihre persönliche Situation zugeschnitten ist. Deshalb sollten Sie in die Therapieplanung einbezogen sein. Denn Sie können am besten beurteilen, was für Sie akzeptabel und machbar ist. Schließlich müssen Sie ja selbst die richtige Ernährung im Alltag umsetzen und langfristig damit zurechtkommen. Jedes übergestülpte oder aufgezwungene Konzept ist schnell zum Scheitern verurteilt.

Aber hören Sie bitte auf den Rat der Fachleute und weichen Sie nicht völlig davon ab: In Ausnahmefällen kann das gut gehen, aber man weiß heutzutage, dass die völlig »selbst geschneiderten« Diäten fast zu 100 % erfolglos bleiben.

Ganz wesentlich ist natürlich, dass Sie gut informiert sind: Was dürfen Sie essen, was besser nicht? Wie viel sollen Sie sich bewegen, was bietet sich im Alltag dabei an? Wie können Sie gezielt und mit einigen Tricks Ihr Essverhalten verbessern? Dazu lesen Sie bitte aufmerksam die folgenden Kapitel.

Mehr Erfolg durch ärztlich geleitetes Abnehmen

Bevor Sie mit einer Gewichtsabnahme beginnen, sollten Sie sich von Ihrem Arzt grünes Licht geben lassen. Er sollte Sie vorher körperlich untersuchen, einige Laborwerte überprüfen und ausführlich über die verschiedenen Möglichkeiten beraten. Nach Möglichkeit sollten Sie an einem Schulungskurs teilnehmen und eine auf Ihre Situation zugeschnittene Ernährungsberatung erhalten. Hilfe finden Sie auch in Schwerpunktpraxen mit erfahrenen Ärzten oder in einem Adipositas-Zentrum in Ihrer Nähe.

Die richtige Ernährung bei Übergewicht

Damit unser Körper optimal funktionieren kann, muss er ausreichend mit Wasser und Nährstoffen versorgt sein. Man unterscheidet dabei zwischen »Makronährstoffen« wie Fett, Kohlenhydraten und Eiweiß, von denen wir sehr viel brauchen, und »Mikronährstoffen« wie Vitaminen und Mineralstoffen, die nur in kleinen Mengen bis Spuren benötigt werden.

Die fettarme Mischkost ohne Kalorienbegrenzung

Bei diesem Ernährungskonzept – weniger Fett, mehr Kohlenhydrate – gibt es keine strenge Kalorienbegrenzung: Sie sollen vor allem deutlich weniger Fett essen, das heißt in erster Linie weniger Fleisch und Wurst, Butter, Eier, Süßigkeiten und Backwaren. Dafür dürfen Sie bei den langsamen oder komplexen Kohlenhydraten wie Brot, Kartoffeln, Reis oder Obst nach Herzenslust zugreifen. Von Gemüse und Salat – die allermeisten Sorten sind kalorienarm – dürfen Sie ebenfalls essen, so viel Sie wollen. Allerdings sollten Sie Ihren Kohlenhydratkonsum nicht dadurch steigern, dass Sie nun verstärkt zu zuckerreichen Lebensmitteln wie Desserts, Süßigkeiten oder Limonaden greifen. Auch beim Alkohol ist eine gewisse Zurückhaltung geboten.

Diese Ernährungsweise ist eigentlich jedem Menschen zu empfehlen, weil sie sehr gesund ist und vielen Krankheiten wie Bluthochdruck, Diabetes, Herzinfarkt oder Schlaganfall vorbeugt. Allerdings können Sie mit einer fettarmen Mischkost ohne Kalorienbegrenzung nur eine bescheidene Gewichtsabnahme erzielen, ungefähr 2 bis 5 kg.

Diese Kost eignet sich deshalb besonders für Betroffene mit nur wenig Übergewicht (BMI 25–29), ohne dass damit gesundheitliche Probleme ver-

Fettarme Mischkost ohne Kalorienbegrenzung

Geeignet bei

- leichtem Übergewicht (BMI 25–29) ohne Gesundheitsprobleme,
- Gewichtsstabilisierung nach Abnehmphase und zur
- Vorbeugung einer Gewichtszunahme.

Vorteile einer solchen Ernährung sind, dass sie im Alltag leicht umsetzbar ist, neben der Senkung des Körpergewichts weitere positive Effekte auf die Gesundheit hat und frei von Nebenwirkungen ist.

bunden sind. Auch wenn Sie schlank sind und es auf Dauer bleiben wollen bzw. nur aus kosmetischen Gründen ein paar Pfunde loswerden möchten, ist diese Ernährung ideal. Aber auch wer von Ihnen stärker übergewichtig ist und nach der Abnehmphase sein Gewicht stabilisieren will, sollte sich auf diese Weise ernähren.

Die fettarme Mischkost mit Kalorienbegrenzung

Wollen oder müssen Sie mehr abnehmen, dann ist eine Kalorienbegrenzung unumgänglich. Das gilt ganz besonders, wenn Sie bereits deutliches Übergewicht (ab BMI 30) haben oder gar zur extremen Kategorie (ab BMI 40) zählen. Aber auch wenn Sie trotz leichtem bis mäßigem Übergewicht bereits unter gesundheitlichen Problemen leiden, z.B. einem hohen Blutdruck oder einer Herzkranzgefäßerkrankung, ist die Kalorienbegrenzung für Sie geeigneter, um in überschaubarer Zeit eine größere Gewichtsabnahme zu erzielen.

Prinzipiell gelten die gleichen Regeln wie bei der fettarmen Mischkost. Allerdings müssen Sie jetzt auch bei den Kohlenhydraten sparen, vor allem bei den stärkereichen wie Mehl, Brot, Kartoffeln, Reis oder Nudeln, die relativ kalorienreich sind. Aber keine Angst, Sie brauchen dabei nicht jede einzelne Kalorie zu zählen, Sie werden trotzdem einigermaßen satt. Die Größe Ihrer Kohlenhydratportionen sollten Sie aber in etwa festlegen: z.B. zwei bis drei mittlere Kartoffeln oder zwei kleine Scheiben Brot. Beispiele zu den gängigsten Lebensmitteln finden Sie im Kapitel »Gesunde Ernährung« (Seite 107 ff.).

Obst sollte zwar täglich auf Ihrem Speiseplan stehen, aber Sie sollten davon keine Unmengen verzehren, denn sonst kann es sich leicht auf Ihr Gewicht auswirken. Bei Gemüse und Salat – die allermeisten Sorten sind kalorienarm – dürfen Sie sich unbegrenzt satt essen.

Mit der kalorienbegrenzten Mischkost nehmen Sie nur langsam ab, etwa 0,5 bis 1 kg pro Woche, was aber vollauf genügt. Jede Kostumstellung bedeutet natürlich auch eine gewisse Selbstbeschränkung. Durch eine breite Auswahl an Speisen soll Ihre Lebensqualität und Ihr Essgenuss aber möglichst wenig beeinträchtigt werden. Natürlich ist Ihre Mitarbeit und Ihr Engagement unumgänglich, dafür sind aber auch Ihrer Fantasie keine Grenzen gesetzt.

Auch diese Form der Kalorienbegrenzung bessert den allgemeinen Gesundheitszustand, ist frei von gefährlichen Nebenwirkungen und führt im Allgemeinen auch zu keiner Mangelernährung.

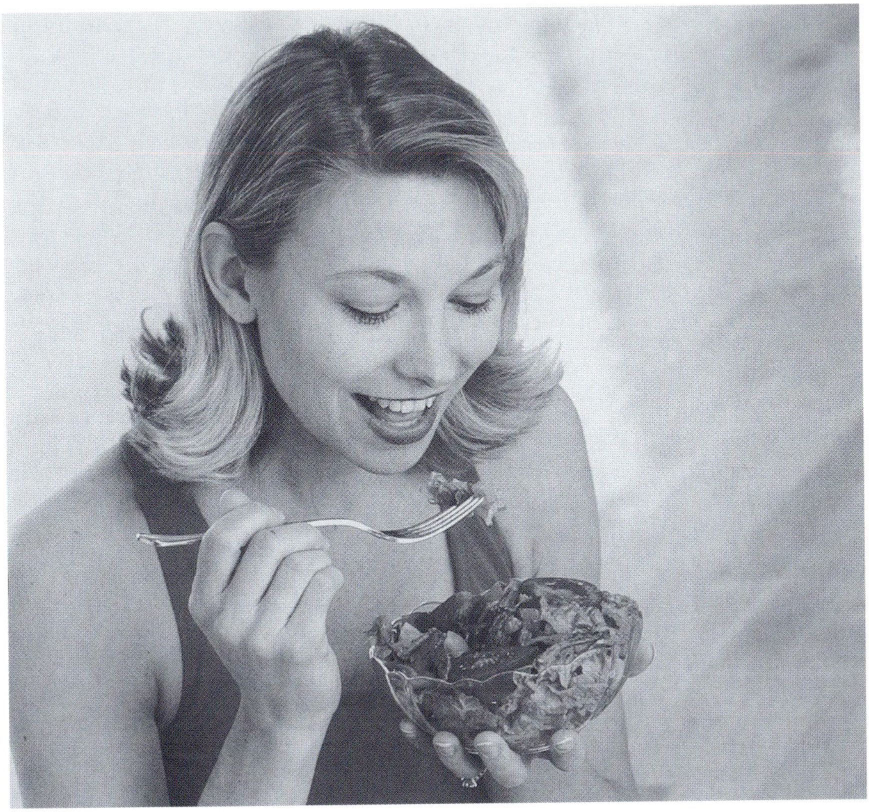

Fettarme Mischkost mit Kalorienbegrenzung

Geeignet für

- deutlich Übergewichtige (BMI über 30)
- leicht bis mäßig Übergewichtige mit Gesundheitsproblemen

Die fettarme Mischkost oder die Prinzipien einer gesunden Ernährung zur Gewichtsabnahme

1) Essen Sie weniger Kalorien, als Sie brauchen!

Unser Körper braucht Energie, damit wir uns bewegen oder arbeiten können. Aber selbst wenn wir nur untätig im Bett liegen und ruhig atmen, wird Energie verbraucht. Die drei Hauptenergielieferanten der Nahrung sind die Fette, die Kohlenhydrate und das Eiweiß. Ein vierter Energielieferant, der zwar gut mundet, auf den der Körper aber gut verzichten kann, ist der Alkohol.

Erhält Ihr Körper auf Dauer mehr Energie = mehr Kalorien, als er verbrennt, dann wird diese überschüssige Energie als Fett gespeichert. Wenn die Bilanz über Wochen, Monate oder gar Jahre ständig überschritten wird, so entwickelt sich Übergewicht. Um abzunehmen, muss deshalb die Bilanz – ebenfalls über längere Zeit – negativ werden, d.h. wir müssen weniger Kalorien zu uns nehmen, als wir brauchen.

Kilokalorien und Kilojoule

Die Energiemenge, die der Körper aufnimmt oder verbraucht, wird in Kilokalorien (kcal) oder in Kilojoule (kJ) gemessen. 1 kcal entspricht etwa 4,2 kJ. Beispiel:

200 kcal = 200 x 4,2 = ca. 840 kJ
2000 kJ = 2000 : 4,2 = ca. 480 kcal

Pro Tag braucht der Mensch zwischen 1500 und 3000 kcal, um seinen Energiebedarf zu decken. Kohlenhydrate, Fette, Eiweiß und Alkohol setzen bei ihrer Verbrennung im Körper Energie frei und werden daher als Kalorienträger bezeichnet. Sie sind die möglichen »Dickmacher« in unserer Nahrung. Die einzelnen Kalorienträger haben folgende Brennwerte:

1 g Fett enthält 9 kcal
1 g Kohlenhydrat enthält 4 kcal
1 g Eiweiß enthält 4 kcal
1 g Alkohol enthält 7 kcal

Wie viele Kalorien dürfen Sie essen, um abzunehmen?
Zunächst sollten Sie feststellen, wie hoch Ihr Energiebedarf ist, d.h. wie viele Kalorien Sie täglich brauchen, um Ihr Gewicht stabil zu halten. Wenn Sie nicht gerade ein Schwerstarbeiter sind oder Leistungssport treiben, können Sie Ihren Energiebedarf mit folgender Formel annäherungsweise berechnen:

Unser Tagesbedarf an Kalorien

Kalorien-Tagesbedarf = Gewicht in kg x 30

Beispiel 1: Gewicht 55 kg x 30 = 1650 kcal
Beispiel 2: Gewicht 70 kg x 30 = 2100 kcal
Beispiel 3: Gewicht 80 kg x 30 = 2400 kcal
Beispiel 4: Gewicht 90 kg x 30 = 2700 kcal
Beispiel 5: Gewicht 100 kg x 30 = 3000 kcal

Viele Übergewichtige möchten erfahrungsgemäß ihre Anstrengungen bereits nach kurzer Zeit belohnt sehen. Eine anfängliche Gewichtsabnahme kann die Motivation stärken, auch langfristig die Ernährung zu verändern. Es ist also durchaus sinnvoll und begrüßenswert, einen gewissen Anfangserfolg anzustreben, auch wenn klar ist, dass die Gewichtskontrolle eine lebenslange Aufgabe darstellt und nicht durch eine kurze Diät erreichbar ist.

Wenn Sie Gewicht abnehmen wollen, dann sollten Sie etwa ein Drittel (500 bis 1000 kcal) unter Ihrem Tagesbedarf bleiben. Die Gewichtsklassen aus dem Kasten oben aufgreifend, bedeutet das eine Reduzierung des Tagesbedarfs auf

Beispiel 1: etwa 1200 kcal,
Beispiel 2: etwa 1500 kcal,
Beispiel 3: etwa 1500–1800 kcal,
Beispiel 4: etwa 1800 kcal,
Beispiel 5: etwa 2000 kcal.

Mein Tagesbedarf

Mein Tages-Kalorienbedarf: ....

Mein reduzierter Tagesbedarf zum Abnehmen: ....

1000 bis 1200 kcal pro Tag sollten Sie nicht unterschreiten, weil sonst eine Versorgung mit lebenswichtigen Nährstoffen nicht mehr möglich ist! Bei größeren und schwereren Menschen, z.B. Männern mit mehr als 180 cm Körpergröße, liegt diese untere Grenze eher bei 1500 kcal pro Tag. Wie viele Kalorien Sie mindestens benötigen, richtet sich also nach

Größe, Gewicht und körperlicher Bewegung und liegt in der Größenordnung zwischen 1000 und 2000 kcal pro Tag. Bei extremem Übergewicht können es im Einzelfall auch über 2000 kcal pro Tag sein. Die Kalorienmenge muss auch so bemessen sein, dass Sie sich darunter wohl und leistungsfähig fühlen, denn dies sind Voraussetzungen, um die Kost auch über einen längeren Zeitraum einhalten zu können.

2) Essen Sie weniger Fett – aber das richtige

Wir sollten alle weniger Fett essen,

- um Gewicht abzunehmen,
- um unser Gewicht stabil zu halten und
- um Übergewicht vorzubeugen.

Die wichtigste Empfehlung, um überschüssige Pfunde abzubauen und auch sein Gewicht danach zu halten, lautet: Essen Sie weniger Fett. Unsere heutige Ernährung enthält viel zu viel von diesem Dickmacher Nummer 1. Da aber höchstens 30 % Fettanteil empfehlenswert sind, sollten Sie Ihre tägliche Fettration um ein Drittel verringern.

So sparen Sie Fett ein

Entfernen Sie sichtbares Fett, z.B. Fettrand am Schinken oder Fettpartien im Fleisch. Essen Sie keine Fleischkrusten oder Geflügelhaut, denn sie sind sehr fettreich.

Meiden Sie fettreiche Nahrungsmittel und Speisen! Wenn Sie davon überhaupt nicht lassen können, dann sollten Sie sich nur hin und wieder eine kleine Portion erlauben!

Verwenden Sie Koch- und Streichfett sowie Speiseöle sehr sparsam. Unter Streichfett versteht man Butter und Margarine als Brotaufstrich. Sie sollten also nicht »zu dick auftragen«, da dies ein unnötiges Plus an Kalorien und Fett bedeutet.

Meiden Sie fettreiche Zubereitungsarten wie Panieren oder Frittieren und wählen Sie stattdessen fettarme Versionen wie Dünsten oder Grillen.

Achten Sie auch auf verstecktes Fett. Vielen Nahrungsmitteln sieht man es nicht auf den ersten Blick an, dass Sie »gefährlich« sind. Deshalb sollten Sie die Dickmacher genau kennen.

Fettreiche Nahrungsmittel sind vor allem

- Butter, Margarine, Schweineschmalz, Gänsefett, pflanzliche Fette und Öle,
- Eier,
- fettreiche Fleisch- und Wurstwaren (z.B. Salami, aber auch Fleischwurst mit »unsichtbarem Fett«),
- fettreiche Fischwaren (z.B. Aal, Lachs),
- fettreiche Milchprodukte inkl. fettreicher Käse (Milch und Joghurt mit 3,5 bis 4 % Fett, alle Quarkfettstufen außer Magerquark, Käse mit mehr als 30 % Fett in der Trockenmasse),
- die meisten Süßigkeiten und Backwaren,
- Avocados, Oliven, Nüsse, Leinsamen.

Die gesunde Alternative

Es erfordert ein wenig Umgewöhnung, aber für die meisten fettreichen »Kalorienbomben« lässt sich auch eine günstigere Alternative finden. Ihrer Fantasie sind dabei keine Grenzen gesetzt:

- Hähnchen statt Gans
- Putenrollbraten statt Schweinebraten
- Scholle und Goldbarsch statt Karpfen und Lachs
- magerer Schinken statt Salami
- fettarmer Joghurt statt Sahne
- Quarkspeise statt Cremespeise
- Obstschnitte statt Torte
- Geleefrüchte statt Schokolade

Eine genaue Auflistung der fettarmen und fettreichen Produkte finden Sie im Kapitel »Gesunde Ernährung« (Seite 108).

Sie brauchen selbstverständlich nicht ganz auf diese fettreichen Lebensmittel zu verzichten, sollten Sie aber in Maßen, also nur in kleinen Portionen und nicht jeden Tag, auf Ihrem Speiseplan haben.

Weniger tierisches Fett, etwas mehr pflanzliches Fett

Fett ist nicht gleich Fett. Es gibt unterschiedliche Fettteilchen, die in unserem Körper verschiedene Funktionen ausüben. So entstehen aus Cholesterin Gallensäuren und einige wichtige Hormone, Triglyzeride bilden den Löwenanteil unserer Fettdepots unter der Haut, Phosphoglyzeride sind Bestandteile vieler Membranen (= Zellwände) und Cerebroside sind bedeutsam für Gehirn und Nerven.

Die wichtigsten Fette, die wir aus unserer Nahrung beziehen, sind Cholesterin und Fettsäuren im »Dreierpack« = Triglyzeride. Einen Teil dieser Fette kann unser Körper selbst herstellen, z.B. stammen nur etwa 20% unseres Cholesterins aus der Nahrung, 80% entstehen durch körpereigene Produktion. Einige »essentielle« Fettsäuren müssen wir allerdings mit der Nahrung aufnehmen, so die Linol- und die Linolensäure.

Cholesterin hat eine ringförmige Struktur, die anderen Fette sind aus Fettsäuren und einem »Anhängsel« aufgebaut. Ein wichtiger Unterschied besteht zwischen gesättigten und ungesättigten Fettsäuren:

Die drei Arten von Fettsäuren

- Gesättigte Fettsäuren fördern die Arteriosklerose,
- Einfach ungesättigte Fettsäuren sind stoffwechselneutral,
- Mehrfach ungesättigte Fettsäuren schützen die Blutgefäße.

Lebensmittel tierischen Ursprungs wie Fleisch, Wurst, Eier oder Butter enthalten Cholesterin und überwiegend gesättigte Fettsäuren. Pflanzliche Produkte wie Margarine, Pflanzenöle oder Oliven liefern vorwiegend ungesättigte Fettsäuren. Dies ist deshalb so interessant, weil zu viel Cholesterin und gesättigte Fettsäuren die Arteriosklerose fördern, während ungesättigte Fettsäuren uns eher davor schützen.

Mit unserer mitteleuropäischen Kost nehmen wir über Fleisch, Wurst und Milchprodukte eher zu viel tierische Fette auf: mehr als doppelt so viel, wie wir brauchen. Deshalb sollten Sie beim Koch- und Streichfett unbedingt Margarine und Pflanzenöle bevorzugen. Aber Vorsicht: pflanzliches Fett enthält ebenso viele Kalorien wie tierisches und kann genauso dick machen. Deshalb sollten Sie auch mit pflanzlichen Fetten sparsam umgehen.

3) Essen Sie Kohlenhydrate regelmäßig, aber nicht übermäßig

Was sind eigentlich »Kohlen-Hydrate«? Der eigentümliche Name verrät uns etwas über die chemische Struktur: Kohlenstoffatome, die an manchen Stellen – mit Wasserstoff und Sauerstoff – »Hydrat-Brücken« bilden. Die Kohlenhydrate sind meist in Komplexen angeordnet, daher auch der Name »komplexe« Kohlenhydrate. Um vom Darm in die Blutbahn zu gelangen, müssen die Kohlenhydrate durch Verdauungsenzyme in Einzelteile zerlegt werden. Ein Einzelteil entspricht dabei einem »Zuckerbaustein«.

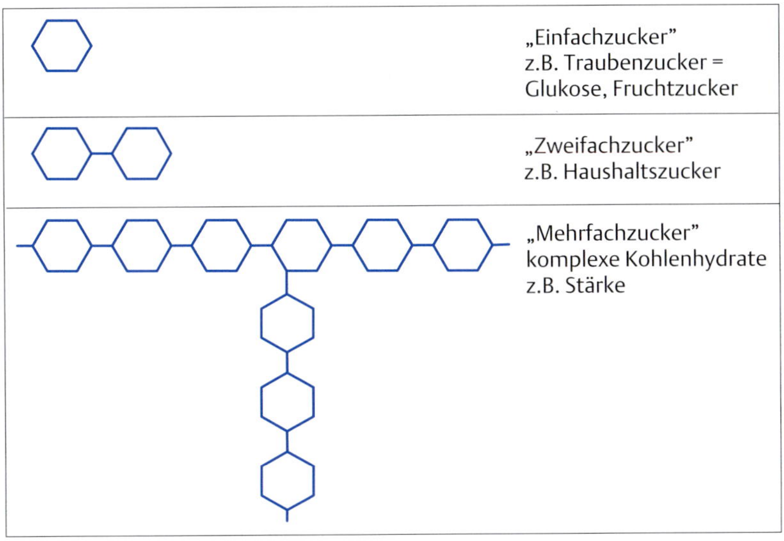

Abb. 6: Struktur der Kohlenhydrate

Es gibt

einfache = schnelle KH
Einfachzucker = 1 Ring (Abb. 1 Ring)
Zweifachzucker = 2 Ringe (Abb. 2 Ringe)

komplexe = langsame KH
Mehrfachzucker = mehrere Ringe (Abb. mehrere Ringe)
zu Ketten angeordnet

Einfachzucker sind der Traubenzucker oder der Fruchtzucker, die z.B. in Honig und Fruchtsäften vorkommen. Zu den Zweifachzuckern zählt u.a. der Haushaltszucker, Zweifachzucker enthält auch das Obst. Komplexe Kohlenhydrate sind praktisch mit der Stärke gleichzusetzen, die z.B. in Mehl, Reis, Kartoffeln, Brot- und Teigwaren, in geringerer Menge aber auch in Gemüse enthalten ist.

Stärkehaltige Kohlenhydrate wie Mehl, Brot, Kartoffeln, Reis oder Teigwaren werden zwar langsamer aus dem Darm aufgenommen, halten dafür aber länger satt als stark zuckerhaltige Nahrungsmittel wie Traubenzucker, Honig, Süßigkeiten, Cola, Limonade oder Obstsaft. Diese führen zu einem schnellen, aber kurzen Blutzuckeranstieg und machen daher rasch wieder hungrig.

Seien Sie deshalb zurückhaltend bei zuckerreichen Speisen und Getränken, denn sie liefern viele Kalorien und sättigen nur kurze Zeit.

Die richtige Menge macht's

Um satt zu werden, halten Sie sich besser an die stärkehaltigen Kohlenhydrate: Günstig ist, wenn Sie dreimal (eventuell auch viermal) am Tag z.B. etwas Reis, Müsli, Brot, Kartoffeln oder Nudeln zu den Mahlzeiten verzehren. Sie sollten jedoch nicht zu viel davon essen, sonst ist der Gewichtsverlust zu gering. Wir geben Ihnen deshalb Portionsgrößen in unseren Vorschlägen an:

Portionsgröße bei 1500 kcal/Tag:

morgens:	2 Scheiben Brot
mittags:	3 mittelgroße Kartoffeln
abends:	1 1/2 Scheiben Pumpernickel

Vorsicht: Begehen Sie aber auch nicht den Fehler, bei den stärkereichen Kohlenhydraten zu sehr zu sparen. Um fit und leistungsfähig zu bleiben, benötigt Ihr Körper in jedem Fall eine Mindestmenge (100 g pro Tag). Vor allem das Gehirn ist auf ausreichende Mengen von Zucker als Brennstoff angewiesen. Ein Kohlenhydratmangel kann daher zu Leistungsabfall, Müdigkeit, Schwäche und manchmal sogar zu Unterzuckererscheinungen (Zittern, Schweißausbruch, Seh- und Konzentrationsstörungen, meist am späten Vormittag) führen.

Obst, Salat und Gemüse

Obst nimmt eine Zwischenstellung ein: Es besteht zwar vorwiegend aus Ein- und Zweifachzuckern, wegen des hohen Ballaststoffanteils werden diese aber langsamer aufgenommen als reiner Zucker. Der Blutzucker steigt deshalb langsamer an als bei Limonaden, aber schneller als z.B. bei Brot oder Kartoffeln. Sättigungswirkung und Blutzuckerabfall liegen zwischen Zucker und Brot. Obst sollte auf Ihrem Speisezettel nicht fehlen, Sie sollten aber auch keine Unmengen davon verzehren, wenn Sie abnehmen wollen. Oft reicht ein Apfel oder 200 g Erdbeeren oder eine Orange z. B. als Zwischenmahlzeit gut aus.

Salat und die meisten Gemüsesorten – ausgenommen Erbsen, Linsen, Mais, weiße Bohnen – enthalten nur geringe Mengen an Stärke, sind also kalorienarm. Hier dürfen Sie unbeschränkt zugreifen und essen, so viel Sie wollen.

4) Ausreichend, aber nicht zu viel Eiweiß

Eiweiße bestehen aus kleinen Bausteinen, den insgesamt 20 verschiedenen Aminosäuren, die – in unvorstellbarer Vielfalt – zu Ketten aneinander gereiht sind. Dementsprechend vielfältig sind auch ihre Aufgaben: Eiweiße sind eine wichtige Bausubstanz für Muskeln, Sehnen und Organe, steuern als Enzyme und Hormone viele Stoffwechselvorgänge, transportieren Fette, Eisen und andere Stoffe im Blut, und wirken als Antikörper im Immunsystem.

Die wichtigsten Eiweißquellen unserer Kost sind:

- Eier,
- Fleisch, Wurst, Fischwaren,
- Milchprodukte inkl. Käse,
- Erbsen, Bohnen, Sojabohnen, Linsen, Sesam, Mohn, Nüsse.

Es gibt tierisches und pflanzliches Eiweiß. Tierisches Eiweiß ist besonders hochwertig, da es mehr von den lebenswichtigen »essentiellen« Aminosäuren enthält als pflanzliches Eiweiß. Deshalb wird bei streng vegetarischer Ernährung, d.h. wenn auch Eier und Milchprodukte vom Speisezettel gestrichen sind, der Eiweißbedarf oft nicht gedeckt. Eine derartige Kost ist deshalb für Kinder, Jugendliche und Schwangere ungeeignet. Auch zum Abnehmen ist eine streng vegetarische Kost wegen der Gefahr eines Eiweißmangels problematisch. Eine ovo-lacto-vegetabile Ernährung, also eine vegetarische Kost mit Eiern und Milchprodukten, liefert dagegen genug Eiweiß und ist auch zum Abnehmen empfehlenswert.

Unser Eiweiß-Bedarf ist gedeckt

Unsere Durchschnittskost enthält eher zu viel als zu wenig Eiweiß. Wir nehmen täglich etwa 100 bis 120 g Eiweiß und mehr zu uns, obwohl 50 bis 80 g vollauf genügen würden (etwa 0,8 bis 1 g pro kg Körpergewicht).

Viele Eiweißquellen sind gleichzeitig fettreich, sodass sich etliche Kalorien ansammeln können. Am meisten Eiweiß enthalten Fleisch, Wurst, Eier und Fisch. Die fettarmen Sorten sind ebenso gute Eiweißspender wie die fettreichen. Wenn Sie abnehmen und Ihr Gewicht stabil halten wollen, sollten Sie unbedingt fettarme Sorten bevorzugen.

Befolgen Sie unsere Empfehlungen für eine Mischkost – weniger Fleisch, Wurst, Eier, kleine Fischportionen –, dann essen Sie automatisch weniger

Eiweiß, aber Ihr Bedarf ist noch gut gedeckt. Kritisch wird es aber, wenn Sie länger als zwei bis drei Tage weniger als 1000 kcal zu sich nehmen. Dann ist Ihr Eiweißbedarf auch mit der Mischkost nicht mehr sicher gedeckt, es sei denn, Sie achten bewusst auf die Einhaltung einer Mindestmenge von 50 bis 60 g am Tag.

Bei unzureichender Eiweißaufnahme entsteht auf längere Sicht ein gefährlicher Eiweißmangel, der zu Muskelschwund und einer gefährlichen Rückbildung des Herzmuskels führen kann. Deshalb sind auch einseitige Diäten so gefährlich, wie z.B. reine Obst-Diäten wie Apfel- oder Ananas-Diät, auch manche Trennkost-Diät deckt den Eiweißbedarf nicht ausreichend.

Eiweiß für Diabetiker

Als Diabetiker/-in sollten Sie wenigstens zweimal im Jahr Ihre Albuminausscheidung im Urin selbst messen oder vom Hausarzt messen lassen – das geht ganz leicht mit speziellen Teststreifen. Wenn dieser Test positiv ausfällt, kann eine diabetesbedingte Nierenschädigung vorliegen. Je früher dies erkannt wird, desto größer ist die Chance, durch gute Einstellung von Blutdruck und Blutzucker und durch geringeren Eiweißverzehr ein Fortschreiten zu verhindern. Etwa jeder zweite Diabetiker entwickelt eine Nierenschädigung (»Nephropathie«).

Am sinnvollsten können Sie Eiweiß einsparen, indem Sie wenig Fleisch (zweimal pro Woche 100 bis 120 g) und Wurst, nur kleine Fischportionen (ein bis zweimal pro Woche 100 bis 120 g) und maximal ein bis drei Eier pro Woche essen.

5) Essen Sie mehr Ballaststoffe

Ballaststoffe sind Bestandteile von Pflanzen, die relativ unverändert vom Magen durch den Dünndarm in den Dickdarm gelangen. Dort quellen sie in Gegenwart von Wasser auf und regen so die Darmtätigkeit an. Schließlich werden sie fast komplett mit dem Stuhl wieder ausgeschieden, sodass nur unbedeutende Mengen im Körper verbleiben. Sie können somit von unserem Körper nicht verdaut werden. Ballaststoffe besitzen deshalb auch den großen Vorteil, dass sie keine Energie liefern, sondern kalorienfrei sind.

Um ihre volle Wirksamkeit zu erlangen, müssen die Ballaststoffe genug Flüssigkeit im Darm vorfinden; trinken Sie deshalb 2 bis 3 Liter am Tag.

Ballaststoffe sind außerordentlich wichtig für eine geregelte Verdauung, sie beugen einer Verstopfung vor.

Wichtige Ballaststoffe sind

- Hemizellulose, besonders in Getreide,
- Lignin, besonders in Getreide, Obst und Gemüse,
- Zellulose und Pektin, besonders in Obst und Gemüse.

Ganz wesentlich, wenn Sie abnehmen wollen: Eine ballaststoffreiche Nahrung verstärkt das Sättigungsgefühl. Das fängt schon im Mund an. Vollkornbrot oder Gemüse müssen wir länger und intensiver kauen als Weißbrot oder Schokolade. Auch der Magendehnungsreiz wird schneller ausgelöst und meldet unserem Gehirn schon bald: »Satt, es reicht«. Ein hoher Ballaststoffanteil in der Nahrung verzögert die Kohlenhydrataufnahme im Darm, sodass die Blutzuckerspiegel langsamer ansteigen und länger konstant bleiben. Dadurch bleiben wir auch länger satt.

Ballaststoffe sind kalorienfrei und verbessern unser Sättigungsgefühl

Unsere westliche Durchschnittskost enthält zu wenig Ballaststoffe, nur etwa 20 g pro Tag. Unsere Vorfahren haben etwa die doppelte Menge zu sich genommen. Empfehlenswert wären wenigstens 30 g pro Tag. Das ist leicht zu schaffen, wenn Sie regelmäßig Obst, Gemüse, Salat und Vollkornprodukte verzehren.

Ballaststoffreiche Lebensmittel sind:

- Gemüse
- Salat
- Obst
- Vollkornprodukte
- Leinsamenschrot und Weizenkleie

Bei Verstopfung kann die zusätzliche Einnahme von Weizenkleie (ca. 20 bis 60 g/Tag = etwa 1 bis 4 EL) sinnvoll sein; dabei sollten Sie aber unbedingt genug trinken: 2 bis 3 Liter pro Tag. Bei Flüssigkeitsmangel kann die Wirkung von Weizenkleie sogar ins Gegenteil umschlagen.

6) Ausreichend Vitamine und Mineralstoffe durch eine ausgewogene Kost

Vitamine

Tab. 5: Fettlösliche und wasserlösliche Vitamine

fettlösliche	wasserlösliche
Vitamin A = Retinol Betacarotin (eine der Vorstufen von Vit. A) Vitamin D = Calciferol Vitamin E = Tocopherol Vitamin K = Phyllokinon	Vitamin C = Ascorbinsäure B-Vitamine: Vitamin B1 = Thiamin Vitamin B2 = Riboflavin Vitamin B6 = Pyridoxin Vitamin B12 = Cobalamin Biotin Folsäure Niacin Pantothensäure

Vitamine sind lebensnotwendige Substanzen, die unser Körper nicht oder zumindest nicht in ausreichender Menge selbst herstellen kann. Die einzelnen Vitamine kommen in tierischer wie in pflanzlicher Kost in unterschiedlicher Zusammensetzung vor.

Vitamine haben eine wichtige Vermittlerrolle beim Ablauf zahlreicher Stoffwechselvorgänge, einige Vitamine haben auch spezielle Aufgaben: Vitamin A ermöglicht beispielsweise in der Netzhaut der Augen ein normales Sehvermögen, Vitamin D und K fördern das Knochenwachstum. Reich an Vitaminen sind z.B. folgende Lebensmittel:

- Betacarotin: Obst, Gemüse, pflanzliche Fette und Öle
- Vitamin A: Fleisch, Leber, Eier, tiefgrüne und gelbe Gemüse
- Vitamin D: Fleisch, Fisch, Eier, Leber, Milchprodukte
- Vitamin E: pflanzliche Öle, Margarine, Gemüse
- Vitamin K: Gemüse, Salat, Leber
- Vitamin C: frisches Obst, Gemüse, Salat, Kartoffeln
- B-Vitamine: Fleisch, Fisch, Eier, Milchprodukte, Vollkornerzeugnisse, Gemüse, Kartoffeln, Obst

Mineralstoffe

Außer auf Vitamine ist der menschliche Organismus auch auf Mineralstoffe angewiesen, die er mit der Nahrung aufnimmt. Einige Mineralstoffe benötigen wir nur in kleineren Mengen oder Spuren, von anderen dagegen etwas mehr: Spurenelemente wie Jod oder Selen oder Mengenelemente wie Kalzium und Magnesium.

Mineralstoffe erfüllen wichtige Aufgaben in unserem Körper; z.B. härten Kalzium und Phosphat den Knochen, Kalium sorgt für einen ungestörten Herzrhythmus und Zink für die Gesundheit von Haut und Haaren. Eine ausreichende Versorgung mit Mineralstoffen ist für das Funktionieren vieler Organe unerlässlich.

Die richtige Behandlung von Vitaminen und Mineralstoffen

Durch Hitze, Verarbeitung und Lagerung kann der Vitamin- und mitunter auch der Mineralstoffgehalt vieler Lebensmittel sinken. Je weniger Naturprodukte bearbeitet werden und je frischer sie sind, desto höher ist ihr Nährstoffgehalt. Konserven und industrielle Fertigprodukte schneiden daher deutlich schlechter ab.

Bemühen Sie sich daher um möglichst kurze Koch- und Garzeiten, und vermeiden Sie Kleinschneiden von Obst, Gemüse und Salat vor dem Waschen oder langes Wässern. Ein Teil Ihrer täglichen Obst-, Gemüse- und Salatration sollte roh gegessen werden. Lagern Sie Ihre Lebensmittel dunkel, lichtgeschützt und nur für kurze Zeit.

Vitaminmangel bei Rauchern

Wer raucht, hat einen erhöhten Bedarf an Betacarotin, Vitamin A, E, C, B2 und B6. Unter Umständen können beim Abnehmen Vitaminpräparate sinnvoll sein – niedrig dosiert etwa in Höhe des Tagesbedarfs. Bitte keine Megadosen!

So stimmt die Vitamin- und Mineralstoffversorgung

Eine abwechslungsreiche Mischkost ist die beste Voraussetzung für eine ausreichende Vitamin- und Mineralstoffversorgung. Wer gesund ist und sich ausgewogen ernährt, der braucht in der Regel keine Vitamin- oder Mineralstoffpräparate. Eine Ausnahme stellt die Gabe von Vitamin D für Babys im 1. Lebensjahr zur Rachitisprophylaxe dar oder von Folsäure für Schwangere und eventuell bei Kinderwunsch.

Problematisch ist allerdings unsere Jodversorgung. Jodiertes Speisesalz im Haushalt ist unerlässlich, aber damit ist Ihr Jodbedarf bei weitem nicht gedeckt. Wenn Sie regelmäßig Seefisch und mit Jodsalz gewürzte Brotwaren auf Ihrem Speisezettel haben, dann sieht es etwas besser aus. Befriedigend wäre unsere Jodzufuhr aber erst, wenn alle Fertigprodukte wie Wurst oder Käse auch mit Jodsalz hergestellt würden. Das ist jedoch noch Zukunftsmusik.

Auch mit unserer Kalziumversorgung steht es nicht zum Besten. Unsere wichtigste Kalziumquelle sind Milch und Milchprodukte wie z.B. Käse, Joghurt oder Quark, die auf unserem täglichen Speisezettel nicht fehlen sollten.

Wenn Sie vorübergehend weniger essen und dabei eine ausgewogene Mischkost einhalten, dann brauchen Sie um Ihre Vitamin- und Mineralstoffversorgung nicht zu fürchten. Eine Einnahme von Vitamin- oder Mineralstoffpräparaten ist dann unnötig. Sie können bis zu etwa einem Drittel weniger essen, als Sie benötigen, ohne einen bedeutsamen Mangel an Vitaminen oder Mineralstoffen befürchten zu müssen. Sie dürfen dabei allerdings Ihre Kalorien nicht allzu drastisch reduzieren: nicht unter 1200 bis 1500 kcal pro Tag je nach Alter und Ausgangsgewicht.

Anders sieht es allerdings bei sehr kalorienarmen Diäten aus mit weniger als 1200 kcal am Tag. Wenn Sie eine derartige Minimal-Diät länger als ca. drei bis vier Wochen einhalten, dann sind zusätzliche Vitamine und Mineralstoffe (etwa in Höhe Ihres Tagesbedarfs) zu empfehlen. Die Situation verschärft sich noch, wenn Sie radikale und einseitige Diäten durchführen. Bei Trennkost, Atkins-, Hollywood-Diät oder Heilfasten kann es auch schon bei geringerer Kalorienbeschränkung zu einem Mangel kommen.

Keine blinde Einnahme von Vitamin- und Mineralstoffpräparaten!
Es gibt etliche Krankheiten, die eine zusätzliche Vitamingabe erforderlich machen, z.B. fettlösliche Vitamine bei chronischer Bauchspeicheldrüsenentzündung oder Kalium und Magnesium bei häufigen und länger anhaltenden Durchfällen bei Reizdarm. Wichtig ist, dass Sie ihre persönliche Situation mit Ihrem Arzt besprechen.

Zu viel ist nicht immer nützlich, besonders von der Einnahme unkontrolliert großer Mengen raten wir Ihnen dringend ab. Bisher ist nicht bewiesen, dass eine hochdosierte ungezielte Einnahme von Vitaminen oder Mineralstoffen – ohne dass zwingende Gründe vorliegen – gesundheitliche Vorteile bringt. Mitunter kann es auch zu gravierenden Nebenwirkungen kommen, ganz besonders bei einer zu hohen Einnahme von

Vitamin A, Betacarotin, Vitamin D und B6. Vorsicht ist auch geboten bei Nierensteinen mit Kalziumeinnahme, bei Bluthochdruck mit natriumreichem Mineralwasser und bei bestimmten Schilddrüsenkrankheiten mit zusätzlichem Jod.

Kurz und gut: Vitamine und Mineralstoffe sind für den Körper unerlässlich und müssen mit der Nahrung zugeführt werden. Eine ausreichende Versorgung ist nur durch eine ausgewogene Kost gesichert. Die zusätzliche Gabe von Präparaten sollte dem Arzt überlassen werden.

7) Essen Sie wenigstens drei Mahlzeiten am Tag

Viele Menschen nehmen nur eine oder zwei Mahlzeiten am Tag ein und wundern sich, dass sie trotzdem Gewicht zunehmen. Dabei ist es aber in Wirklichkeit so, dass bei seltener Nahrungsaufnahme der Appetit so stark wird, dass ein Überessen geradezu gefördert wird. Oftmals wird aber auch vergessen, Getränke oder kleine Snacks zwischendurch zu zählen. Um ein übermäßiges Hungergefühl gar nicht erst aufkommen zu lassen, ist es günstiger, wenigstens dreimal am Tag eine Mahlzeit einzunehmen. Viele kleine Mahlzeiten machen es dagegen oft schwer, Gewicht abzunehmen, weil kleinere Mahlzeiten kaum satt machen.

Gesunde Ernährung – Tag für Tag

Die wichtigsten Regeln für eine gesunde Ernährung lauten:

- Essen Sie weniger Fett, aber das richtige.
- Kohlenhydrate regelmäßig, aber nicht übermäßig; wenig Zucker.
- Ausreichend, aber nicht zu viel Eiweiß.
- Mehr Ballaststoffe.
- Mindestens drei Mahlzeiten pro Tag.
- Vorwiegend kalorienarme bzw. -freie Getränke.
- Wenig Alkohol.

Regel 1: Weniger Fleisch und Wurst

In unserer mitteleuropäischen Küche sind üppige Fleisch- und Wurstgerichte sehr beliebt. Gerade mit diesen Speisen nehmen wir aber auch das meiste Fett auf und überdies beträchtliche Mengen an Cholesterin und Harnsäure. Zu viel Fleisch zu verzehren ist nicht gesund, dadurch können beispielsweise Arteriosklerose, aber auch entzündliches Gelenkrheuma und Darmkrebs gefördert werden.

Um Gewicht abzunehmen, sollten Sie unbedingt weniger Fleisch und Wurst essen und dabei fettarme Sorten bevorzugen: zwei bis drei kleine oder mittlere Fleischportionen von etwa 100 bis 150 g pro Woche genügen unserem Körper vollauf. Wahrscheinlich sind viele von Ihnen an wesentlich mehr gewohnt und die genannte Menge erscheint Ihnen erschreckend wenig. Aber keine Angst, Sie können auch mit weniger Fleisch und Wurst schmackhaft essen, es dauert vielleicht ein bisschen, aber nach einer Weile werden Sie die Riesenportionen gar nicht mehr so vermissen.

Am leichtesten ist es für Sie, wenn Sie dabei schrittweise vorgehen: Statt an sieben gibt es zunächst nur an fünf Tagen Fleisch, dafür kommt zweimal Fisch auf den Tisch. Nach einiger Zeit können Sie dann noch ein vegetarisches Gericht einbauen, sodass Sie dann bei vier Fleischgerichten in der Woche landen, das wäre schon ganz gut. Gleichzeitig sollten die Portionen kleiner ausfallen, das Fleisch sollte die Beilage sein, Gemüse und Salat die Hauptsache. Eine Fleischportion sollte nicht mehr als 100 bis 150 g betragen.

Wenn es Sie ab und zu nach einer schönen fettreichen Wurst gelüstet, dann aber bitte nur ein wenig davon und natürlich nicht jeden Tag, z.B. eine Bockwurst oder zwei Kalbsbratwürstchen oder zwei Scheiben Salami oder eine halbes Brötchen mit Leberpastete.

So kommen Sie leichter mit weniger Fleisch und Wurst aus

- Vergessen Sie niemals schmackhafte Gemüse- und Salatbeilagen, das lenkt von Fleisch und Wurst ab.
- Schneiden Sie Ihr Fleisch in dünne Scheiben oder in zwei bis drei Stücke, dadurch wird das Auge überlistet und die Portion wirkt optisch größer.
- Auch bei einem Gemüseeintopf oder einer Gemüsepfanne wie vom Chinesen fällt weniger Fleisch nicht so schwer.
- Die Wurst sollte immer möglichst dünn geschnitten sein, dies erleichtert einen sparsamen Brotbelag und man darf dann auch mal zwei oder drei Scheiben draufpacken.
- Belegen Sie Ihr Brot ab und zu mit Tomaten, Gurken, Spargel, Pilzen oder Schnittlauch, auch das lenkt von der Wurstmenge ab.
- Ein leckerer Brotaufstrich ist auch Magerquark mit Kräutern und Salat, z.B. etwas Pfeffer, Paprika, Knoblauch, Tsatsikigewürz mit Tomaten- oder gedünsteten Auberginenscheiben. Wer bequemer ist, kann auch mal fertigen vegetarischen Brotaufstrich versuchen (auf Fettgehalt achten!).

Tab. 4: Fleisch und Wurst – günstige und ungünstige Sorten

Günstige fettarme (unter 10 % Fett)	Ungünstige fettreiche Fleischsorten (über 15 % Fett)
• Kalb-, Rind-, Schweinefleisch	
z.B. Brust, Filet, Kotelett,	z. B. Schweinebauch und -speck, Schweinshaxe
z.B. Rinderrostbraten, Oberschale, Schulter	
• Hammel- und Lammfleisch	
z.B. Filet	z.B. Brust, Lende, Keule, Kotelett
• Geflügel	
z.B. Fasan, Hähnchen, Taube, Truthahn, Wachtel	z.B. Ente, Gans, Suppenhuhn
• Wild	
z.B. Hase, Hirsch, Reh	
• Innereien	
z.B. Herz, Milz, Leber, Lunge,	z.B. Niere, Zunge
Günstige fettarme (unter 10 bis 20 % Fett)	**Ungünstige fettreiche Wurstsorten (über 20 % Fett)**
Corned Beef, Kassler, Roastbeef, Putenwurst, Schinken ohne Fettrand, gekocht oder geräuchert	Fleisch-, Gelbwurst, Cervelat, Salami, Leber-, Blutwurst, Leberpastete, Lyoner, Weißwurst, Leber-, Kalbskäse, Göttinger, Mortadella Bratwurst, Mettwurst, Wiener, Bockwurst, Kalbsbratwurst

Wenn Sie dies einen Monat lang durchgehalten haben, dann dürfen Sie sich auch mal ein saftiges T-Bone-Steak gönnen – falls es Sie überhaupt noch so sehr danach gelüstet.

Regel 2: 2- bis 3-mal pro Woche Fisch

Die meisten Deutschen sind keine begeisterten Fischesser, falls sie nicht gerade an der Küste wohnen. Unsere Nachbarn am Mittelmeer schneiden da wesentlich besser ab. Dabei wäre etwas mehr Fisch unserer Gesundheit durchaus zuträglich.

Fisch enthält im Durchschnitt weniger Fett und weniger gesättigte Fettsäuren als Fleisch, liefert dafür aber wertvolle ungesättigte Omega-3-Fettsäuren, die vor Arteriosklerose schützen. Seefisch wie Kabeljau oder Rotbarsch verbessern überdies Ihren Jodhaushalt, was allerdings nicht für die Süßwasserarten wie Forelle oder Karpfen gilt.

Gerade die fettreichen Sorten wie Lachs oder Makrele liefern zwar sehr viel Omega-3-Fettsäuren, aber der hohe Fettgehalt wiegt diesen Vorteil nicht auf. Wenn Sie abnehmen wollen, sollten Sie sich bevorzugt an die fettarmen Sorten halten, die aber durchaus sehr schmackhaft sind und eine große Auswahl bieten, z.B. Rotbarsch, Scholle oder Forelle (s. Tab. 5, S. 111).

Doch auch beim fettarmen Fisch sollten Sie nicht unbeschränkt zulangen, beschränken Sie sich auf kleine Portionen von 100 bis 150 g.

Regel 3: Höchstens ein bis drei Eier pro Woche

Wenn Sie abnehmen wollen, sollten Sie nicht zu viele Eier essen. Denn das Eigelb enthält viel Fett, vor allem gesättigte Fettsäuren und – wie jeder von Ihnen weiß – auch viel Cholesterin. Andererseits liefern Eier das hochwertigste Eiweiß überhaupt und versorgen uns mit Vitaminen, z.B. A und B12. Mit einem bis drei Eiern in der Woche runden Sie Ihren Speiseplan ab.

Regel 4: Jeden Tag fettreduzierte Milchprodukte

Milch und Milchprodukte wie Käse, Joghurt oder Quark sind unsere wichtigste Kalzium- und eine wertvolle Eiweißquelle und sollten daher jeden Tag auf Ihrem Speisezettel stehen. Besonders bedeutsam ist dies für Kinder und junge Erwachsene bis zum 30. Lebensjahr, weil der Körper bis zu diesem Zeitpunkt einen Kalziumvorrat in seinen Knochen anlegt, von dem er praktisch sein Leben lang zehrt. Und ein großer Kalziumvorrat schützt letztendlich auch vor Osteoporose.

Wenn Sie abnehmen und Ihr Gewicht stabilisieren wollen, dann sollten Sie nur zu fettreduzierten Milchprodukten greifen, z.B. Magermilch oder fettarmer Joghurt oder Käse bis zu 30 % Fettgehalt. Belegen Sie Ihr Brot statt mit Wurst hin und wieder auch mit Käse, aber bitte Vorsicht: Lassen Sie Ihren Käse möglichst dünn schneiden, oder schneiden Sie nur dünne Scheiben z.B. vom Camembert ab. Eine dünne kleine halbe Scheibe Käse genügt als Belag vollauf. Viele neigen dazu, von Käse mengenmäßig mehr aufs Brot zu packen als von der Wurst. Mit Mager- oder fettarmem Joghurt lassen sich übrigens gut Salate anmachen.

Tab. 5: Günstige und ungünstige Fischsorten

Günstige fettarme (bis 4 % Fett)	Ungünstige fettreiche (über 10 % Fett)
Flunder	Aal
Flussbarsch	Bismarckhering
Forelle	Brathering
Hecht	Bückling
Heilbutt	Hering
Kabeljau	Kaviar
Schleie	Lachs
Scholle	Makrele
Seelachs	Matjesheringe
Seezunge	Ölsardinen
Rotbarsch	Thunfisch
Zander	Waller
Austern	
Garnelen	(5 % Fett)
Hummer	Karpfen
Krebs	
Muscheln	
Tintenfisch	

Tab. 6: Günstige und ungünstige Milchprodukte

Günstige fettarme	Ungünstige fettreiche Produkte
Magermilch	Vollmilch (3 %)
fettarme Milch (1.5 %)	Creme fraiche
Buttermilch	Sahne
Molke	Sauerrahm
Magerjoghurt	Vollmilchjoghurt (3 %)
fettarmer Joghurt (1,5 %)	Sahnejoghurt
Magerquark	Quark über 10 % Fett
fettarme Käsesorten (bis 30 % Fett i.Tr. = bis 15 % absoluter Fettgehalt)	fettreiche Käsesorten (über 30 % Fett i.Tr. = über 15 % absoluter Fettgehalt)

Anm.: i.Tr. bedeutet in der Trockenmasse

Wenn Sie gerne Milchprodukte als Zwischenmahlzeiten einnehmen, sollten Sie folgende Portionsgrößen nicht überschreiten:

1 Glas (200 ml) Magermilch oder Molke
1/2 (100 ml) bis 1 kleines (150 ml) Glas Buttermilch
1/2 Glas fettarme Milch (evtl. mit einigen Erdbeeren oder einem kleinen Stück Banane verquirlt)
1 Becher Magerjoghurt (150 g)
1/2–2/3–1 Becher fettarmer Joghurt (150 g)
50–80 g Magerquark

Regel 4: Brot, Müsli, Kartoffeln, Reis, Nudeln – regelmäßig, aber nicht übermäßig

Stärkereiche Nahrungsmittel wie Brot, Müsli, Kartoffeln, Reis, Nudeln oder Knödel zählen zu den langsamen oder komplexen Kohlenhydraten. Sie sorgen für eine langanhaltende Sättigung und versorgen Ihren Körper mit ausreichend Energie. Wenn Sie zwei oder besser drei Portionen über den Tag verteilt zu sich nehmen, dann haben Sie ausreichend Kraft und erhalten Ihre körperliche und geistige Leistungsfähigkeit. Wenn Sie eine größere Gewichtsabnahme anstreben, dann sollten Sie aber nicht unbeschränkt zugreifen. Um Ihnen lästiges Kalorienzählen zu ersparen, haben wir im Folgenden einige Portionsgrößen für Sie zusammengestellt.

Vollkornprodukte

Besonders empfehlen wir Ihnen Vollkornprodukte. Je dunkler die Brotsorte, desto mehr Vollkornmehl enthält sie, aber auch bei Nudeln und Reis gibt es schmackhafte Vollkornvarianten. Vollkornprodukte sättigen noch besser und liefern deutlich mehr Vitamine, Mineral- und Ballaststoffe als Weißmehlerzeugnisse oder geschälter Reis. Falls Sie sich für Vollkornreis nicht erwärmen können, dann sollten Sie wenigstens zum Parboiled Reis greifen, der aufgrund seines Vitamine schonenden Herstellungsverfahrens noch wesentlich besser abschneidet als weißer Reis. Es gibt eine große Vielfalt an Vollkornerzeugnissen – probieren Sie einfach aus, welche Ihnen gut schmecken. Oft muss man seinen »Vollkorngeschmack« erst ein wenig trainieren, aber je mehr Sie daran gewöhnt sind, desto weniger werden Sie darauf verzichten wollen. Natürlich müssen nicht nur noch Vollkornprodukte auf Ihren Tisch kommen, hin und wieder dürfen Sie sich auch ein weißes Brötchen oder ein Baguette gönnen.

Tab. 7: Portionsgrößen für langsame Kohlenhydrate

Bei	1200 kcal	1500 kcal	1800 kcal
Frühstück bzw. Abendessen			
Scheiben Vollkornbrot	1	1 1/2–2	2
oder Mischbrot	1	1 1/2–2	2
oder			
Brötchen	1	1 1/2–2	2
Scheiben Pumpernickel	1	1 1/2–2	2
Laugenbrezel	1	1 1/2–2	2
Scheiben Toastbrot	2	3–4	4
Scheiben Knäckebrot	3	4–6	6
EL Cornflakes	6 (= 30 g)	8 (= 40 g)	8–12(= 40–60 g)
Mittagessen			
Portion	klein	mittel	groß
Kartoffeln	2	3	4
(mittelgroß)	(150–170 g)	(200–240 g)	(280–320 g)
Reis, Vollkornreis	2 geh. EL	3 geh. EL	4 geh. EL
(ungekocht)	(30–35 g)	(50 g)	(60–70 g)
(gekocht)	6 geh. EL	8 geh. EL	10 geh. EL
	(120–140 g)	(170–190 g)	(230–250 g)
Nudeln, Vollkornnudeln			
(ungekocht)	30–35 g	40–45 g	60 g
(gekocht)	100 g	140 g	180 g
Kartoffelknödel	(100 g)	(150 g)	(200 g)
(gekocht, klein)	1	1 1/2	2

Regel 5: Gemüse und Salat – so viel Sie wollen!

Wer viel Gemüse, Salat und Obst verzehrt, ist schlanker und erkankt seltener an Krebs und Herz-Kreislauf-Erkrankungen. Franzosen, Spanier und Italiener essen fast doppelt so viel von diesen »gesunden« Nahrungsmitteln wie der deutsche Bundesbürger. Deshalb hat die Deutsche Gesellschaft für Ernährung eine Kampagne gestartet, die uns zu einem Mehrverzehr animieren soll: 5-mal am Tag Gemüse, Salat oder Obst!

Auch für Übergewichtige sind diese ballaststoffreichen Lebensmittel sehr empfehlenswert, denn Sie sind kalorienarm, verstärken unser Sättigungsgefühl und enthalten wertvolle Inhaltsstoffe. Damit Sie gut mit Vitaminen und Mineralstoffen versorgt sind, dürfen Gemüse, Salat und Obst auf Ihrem täglichen Speisezettel nicht fehlen. Vitamin-, Mineral-

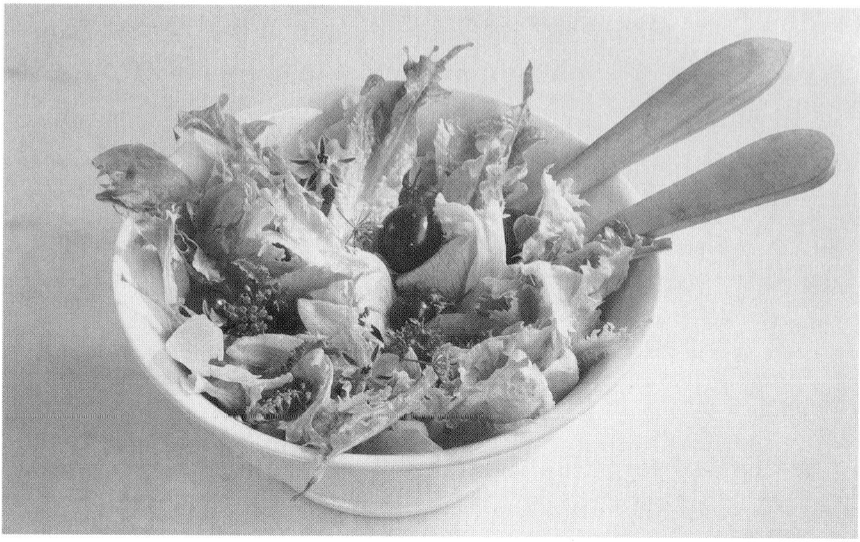

stoff- oder Ballaststoffpräparate können kein Ersatz für »Ernährungssünden« sein, denn die echten Lebensmittel enthalten noch weitere »sekundäre Pflanzenstoffe«, die sich sehr vorteilhaft auf unsere Gesundheit auswirken, z.B. Lycopin in Tomaten oder Polyphenole in Obst und Gemüse.

Gemüse und Salat sind – bis auf wenige Sorten wie Erbsen, Linsen, Mais oder weiße Bohnen – sehr kalorienarm. Wenn Sie abnehmen oder Ihr Gewicht stabilisieren wollen, dann dürfen Sie hier nach Herzenslust zugreifen und essen, so viel Sie wollen. Empfehlenswert ist eine größere Gemüse- und Salatportion zu allen Hauptmahlzeiten. Aber auch wenn Sie zwischendurch Hunger oder Appetit verspüren, können ein Stück Gurke oder geraspelte Karotten mit Kräutern Ihrem Gaumen Befriedigung verschaffen.

Obst täglich, aber in kleineren Mengen

Obst enthält im Durchschnitt etwas mehr Kalorien als die meisten Gemüse- und Salatsorten. Wenn Sie größere Mengen davon essen, können also etliche Kalorien zusammenkommen. Deshalb sollte Obst zwar auf ihrem täglichen Speiseplan nicht fehlen, aber Sie sollten dabei unbedingt die Größe Ihrer Portion im Auge behalten. Obst eignet sich auch gut als Zwischenmahlzeit, als »günstiger« Nachtisch oder um seinen Hunger nach Süßem zu stillen. Übrigens enthält eine Frucht umso mehr Zucker und damit umso mehr Kalorien, je reifer sie ist und je süßer sie schmeckt.

Salat und Gemüse kalorienarm zubereitet

Bei Gemüse sollten Sie auf Mehlschwitze oder kalorienreiche Fertigsaucen möglichst verzichten. Auch das »obligatorische« Stück Butter oder Margarine belastet Ihre Fettbilanz unnötig und kann durch wenige Spritzer fettarme Milch oder fettreduzierte Kondensmilch ersetzt werden.

Verfeinern Sie Ihr Gemüse stattdessen mit viel Kräutern und Gewürzen, etwas Senf oder einigen Spritzern Zitronensaft oder Essig.

Salat sollten Sie möglichst ohne oder nur mit sehr wenig Öl anmachen, auf fettreiche Dressings unbedingt verzichten. Hier drei wohlschmeckende und fettarme Dressings:

Fettarme Salatsoßenrezepte

1 Stückchen Sellerie
1 Karotte
1/4 Lauch
kleinschneiden, dünsten und mit
einem Mixstab pürieren,
mit etwas Gemüsebrühepulver, Salz,
1–2 Tropfen Essig und 2–3 Spritzer
Kondensmilch abschmecken und noch mal pürieren.

3 EL Tomatenmark mit etwas Wasser verdünnen und leicht erhitzen,
mit 2–3 Spritzern Kondensmilch, 1–2 Tropfen Aceto balsamico,
etwas Zitronensaft, 1/2–1 Zehe Knoblauch würzen und nochmals pürieren.
Evtl. mit 1 TL Parmesankäse garnieren

3 Tomaten dünsten und durch ein Sieb passieren. Mit etwas Knoblauchpulver,
1–2 Tropfen Aceto balsamico und 2–3 Spritzer Kondensmilch verfeineren und
pürieren. Zum Schluß großzügig feingehacktes frisches Basilikum zugeben.

Empfehlenswert zum Gewichtabnehmen sind etwa ein bis drei Portionen in der Größenordnung von

1 Apfel	1 Birne
1 Orange	1 Pfirsich
1 Nektarine	1 Kiwi
1/2 Grapefruit	3 bis 4 Aprikosen
3 bis 4 Zwetschgen	150 g Kirschen
150 g Stachelbeeren	200 g Erdbeeren
200 g Himbeeren	200 g rote Johannisbeeren
3 bis 4 Scheiben Ananas	

Einige wenige Früchte haben deutlich mehr Kalorien. Dazu zählen Avocados und Oliven (fettreich), Bananen (stärkereich) und Trauben, Rosinen und Datteln (zuckerreich). Eine halbe bis ganze Banane eignet sich aufgrund ihres Stärkegehalts gut als Zwischenmahlzeit, besonders wenn Sie echten Hunger verspüren. Auf die übrigen Sorten sollten Sie beim Abnehmen weitgehend verzichten.

Essen Sie Obst möglichst naturbelassen – viele Vitamine sitzen gerade in der Schale – und packen Sie keine unnötigen Kalorien drauf wie Sahne oder Zucker. Wenn Sie möchten, können Sie bei säuerlichen Früchten wie Erdbeeren oder Grapefruit mit ein wenig Süßstoff nachhelfen.

Zwei kalorienarme Obstrezepte

1) Obstsalat
1/2 Orange, 1/2 Apfel, 1/4–1/2 Banane kleinschneiden, einige Spritzer flüssigen Süßstoff zugeben und evtl. mit 1–2 Tropfen Rum-Aroma verfeinern.

1/2 Kiwi, 5–6 Erdbeeren kleinschneiden, etwas Zitronensaft und einige Spritzer flüssigen Süßstoff zugeben.

Tip: 1 EL fettarmer Joghurt oder Magerjoghurt kann als Ersatz für die fette Schlagsahne dienen.

2) Erdbeereis
200 g Erdbeeren im Mixer pürieren. Mit Süßstoff, etwas Zitronensaft und Rumaroma abschmecken. In Eiswürfelbehälter füllen und im Gefrierfach erstarren lassen. Vor dem Essen etwas auftauen.

Obstkonserven sollten nur ausnahmsweise auf Ihren Tisch kommen, da die Früchte durch Verarbeitung und Lagerung viele Vitamine und Mineralstoffe einbüßen. Meiden Sie gezuckerte Konserven und bevorzugen Sie mit Süßstoff gesüßte Produkte. Vorsicht: Etliche Diät-Konserven enthalten Fruchtzucker, der kalorienreich ist und zu Darmbeschwerden wie Blähungen oder Durchfall führen kann.

Regel 6: Die richtige Zubereitung

Bevorzugen Sie pflanzliche Fette und Öle

Da wir über Fleisch, Wurst, Fisch und Milchprodukte mehr als genug tierische Fette zu uns nehmen, sollten Sie als Koch- und Streichfett oder beim Salatanmachen pflanzliche Sorten bevorzugen. Diese sind cholesterinfrei und reich an ungesättigten Fettsäuren, die vor Gefäßverkalkung schützen. Außerdem versorgen Sie uns mit Vitamin E.

Ungesättigte Fettsäuren

Reich an mehrfach ungesättigten Fettsäuren sind:

- Distelöl, Sonnenblumenöl,
- Kürbiskernöl, Sojaöl,
- Maiskeimöl.

Vorwiegend einfach ungesättigte Fettsäuren enthalten:

- Olivenöl,
- Rapsöl.

Waren früher eher die mehrfach ungesättigten Fette gefragt, so hat man in letzter Zeit auch den Wert der einfach ungesättigten schätzen gelernt. Am besten ist, Sie wechseln mit verschiedenen Sorten ab, z.B. Maiskeimöl, Sonnenblumenöl, Olivenöl und Rapsöl.

Welche Margarine?

Viele Margarinesorten enthalten auch beträchtliche Mengen an gesättigten Fettsäuren. Bevorzugen Sie deshalb Diät-Margarine. Eine »gute« Margarine sollte immer mindestens zur Hälfte aus mehrfach ungesättigten Fettsäuren bestehen. Dies wird nur von den »Diät«-Margarine-Sorten erfüllt. Sie sollten also auf den Prozentanteil der mehrfach ungesättigten

Fettsäuren achten, der bei Diät-Margarinen auf der Packung vermerkt sein muss.

Achtung: Kokos- und Palmfett sind zwar pflanzliche Fette, haben aber nur einen geringen Anteil an mehrfach ungesättigten Fettsäuren und sind deshalb ungünstig.

Vorsicht:
Pflanzliche Fette und Öle enthalten genauso viele Kalorien wie tierisches Fett und können daher genauso dick machen. Deshalb sollten Sie auch mit pflanzlichen Fetten sehr sparsam umgehen.

1–2 TL Öl zum Braten
1–2 TL–1 EL Öl zum Salatanmachen
1 TL Margarine als Brotaufstrich

Achten Sie auf eine fett- und kalorienarme Zubereitung!
Um erfolgreich abzunehmen und Ihr Gewicht stabil zu halten, spielt nicht nur eine große Rolle, was Sie essen, auch die Zubereitung Ihrer Speisen ist wichtig. Durch Unbedachtsamkeit kann ein kalorienarmes Lebensmittel leicht zur Kalorienbombe werden.

Wählen Sie die richtige Zubereitungsart

Zubereitungsart

fettreich	fettarm
• frittieren	• dämpfen
• panieren	• dünsten
• in Öl einlegen	• grillen
• lange braten	• kurz braten

So kochen Sie fettarm
- Nehmen Sie zum Braten eine möglichst kleine Pfanne, dann kommen Sie mit geringen Fettmengen besser aus. In Spezialpfannen geht es sogar ohne Fett.
- Nahrungsmittel nur in heißem Fett zubereiten, so schließen sich die Poren schneller und es wird weniger Fett aufgenommen.
- Schneiden Sie Haut oder Kruste immer weg, da sich hier das meiste Fett ansammelt.

- Dünsten Sie Gemüse oder Fisch schnell, fettfrei und vitaminschonend im Dampfkochtopf (der Fachhandel bietet spezielle Topfeinlagesiebe zu diesem Zweck). Auch einige Fleischgerichte lassen sich so zubereiten, wie z.B. Gulasch oder Hühnerfrikassee.
- Gebratenes Gemüse oder Bratkartoffeln sollten nicht vor Fett triefen – das Gemüse in eine heiße, beschichtete Pfanne ohne Fett geben, anrösten, bis es duftet, dann herunterschalten.
- Bei der Zubereitung von Salaten sollten Sie auf Öl weitgehend verzichten. Günstig ist stattdessen die Verwendung von Essig, Kräutern, Senf oder ein wenig fettarmer bzw. Magerjoghurt.
- Das gibt schmackhafte fett- und kalorienarme Soßen: kleine Mengen an fettarmer Milch ersetzen Sahne oder Creme fraiche; püriertes Gemüse oder ein kleines Stück Kartoffel machen die Soße sämig; Gemüsewürze, Essig, Kräuter, Süßstoff, Zitronensaft oder etwas Senf lassen das fehlende Fett vergessen.

Rezepte für gesunde Soßen

2 TL Ölivenöl
1–2 EL Aceto balsamico
1 EL Wasser
etwas Salz
etwas granulierter Knoblauch
einige Spritzer Süßstoff

1–2 TL Maiskeim-, Sonnenblumen- oder Rapsöl
1–2 EL Essig
1 -2 TL Wasser
1/2 TL scharfer Senf
mit etwas Salz, Zitronensaft und flüssigem Süßstoff in einer Tasse gut verquirlen und dann erst an den Salat geben

2–3 EL Magerjoghurt
1–2 EL Essig
mit Knoblauchpulver, Kräutern der Provence, Salz, Zitronensaft und flüssigem Süßstoff abschmecken.

Schöpfen Sie das Fett in Soßen oder Suppen einfach ab. Soßen oder Suppen kalt werden lassen, dadurch sammelt sich das Fett an der Oberfläche und kann mit dem Schaumlöffel oder speziellen Kännchen (gibt es im Haushaltswarenhandel) abgenommen oder abgegossen werden.

Bei Hochdruck weniger Salz und mehr Kräuter!

Obwohl unser Körper bereits mit einigen Gramm Salz am Tag auskommt, essen wir meist wesentlich mehr, nämlich bis zu 15 g am Tag. Bei Bluthochdruck sollten Sie ganz besonders darauf achten, weniger Salz zu verwenden.

Würzen Sie Ihre Speisen stattdessen großzügig mit Kräutern, ganz besonders mit frischen oder tiefgefrorenen. Auch püriertes Fruchtfleisch von Tomaten oder anderen aromareichen Gemüsen oder gegrilltes Gemüse (z.B. Paprika) intensivieren den Geschmack Ihrer Speisen.

Regel 7: Bevorzugen Sie kalorienfreie oder kalorienarme Getränke!

Die richtige Auswahl Ihrer Getränke ist außerordentlich wichtig, wenn Sie Gewicht abnehmen wollen. Sie können sich in Ihrer Ernährungs- und Lebensweise noch so sehr bemühen: Wenn Sie kalorienreiche Getränke in größeren Mengen konsumieren, wird der Erfolg ausbleiben.
Besonders »gefährlich« sind:

Stark zuckerhaltige Getränke

Stark zuckerhaltige Getränke wie z.B. Cola und Limonaden (jeweils ca. 500 kcal/Liter) sollten Sie unbedingt meiden. Das Gleiche gilt für Fruchtsäfte und Nektare – übrigens enthalten auch ungezuckerte oder mit Süßstoff gesüßte noch viel Zucker. Bei Obstkonserven sollten Sie die Flüssigkeit immer wegschütten, ebenso ungünstig sind Sirup oder Mixgetränke.

Milch

Milch oder Molkegetränke sollten eher den Stellenwert einer Mahlzeit haben und nicht einfach zum Durstlöschen getrunken werden.

Alkohol

Wenn Sie Gewicht abnehmen wollen, sollten Sie sich beim Alkohol unbedingt zurückhalten. Versuchen Sie, alkoholfreie Tage einzulegen, und gönnen Sie sich nur hin und wieder ein Gläschen, das Sie dann ganz bewusst genießen.

Kalorienfreie oder -arme Getränke

Günstig und damit in beliebiger Menge erlaubt sind kalorienfreie oder -arme Getränke. Davon gibt es längst ein reichhaltiges Angebot. Ge-

Der Kaloriengehalt alkoholischer Getränke

1 kleines Glas (250 ml) Bier (Hell, Dunkel, Export, Weißbier, Alt, Kölsch)	115 kcal
1 kleines Glas (250 ml) alkoholfreies Bier	65 kcal
1 Glas (250 ml) halbtrockener/trockener Rotwein	200 kcal
1 Glas (125 ml) trockener Sekt	100 kcal
1 Glas (20 ml) Schnaps (Korn)	40 kcal
1 Glas (20 ml) Cognac, Himbeergeist oder Wodka	50 kcal

schmacklich sind mit Süßstoff gesüßte Getränke kaum noch von zuckerhaltigen zu unterscheiden. Gute Durstlöscher sind auch Kräuter- und Früchtetees, je nach Belieben süßstoffgesüßt. Genauso empfehlenswert ist Mineralwasser, das Sie auch mit einem Schuss Fruchtsaft »aufpeppen« dürfen. Bei hohem Bluthochdruck sollten Sie natriumarme = kochsalzarme Sorten vorziehen, d.h. weniger als 20 bis 30 mg Natriumgehalt pro Liter. Auch bei kalorienfreien Diätlimonaden und Cola-Getränken können Sie nach Belieben zugreifen.

Kaffee

Kaffee, entweder schwarz oder mit wenig fettarmer bzw. fettreduzierter 2- bis 5%iger Kaffeesahne und am besten süßstoffgesüßt, ist unbedenklich. Vorsicht mit Koffein ist lediglich bei Herzrhythmusstörungen geboten. Auch schwarzen und grünen Tee können Sie nach Verträglichkeit genießen.

Müssen Sie auf Ihre Lieblingsspeisen verzichten?

Jeder, der hört, dass er seine Ernährung auf Dauer umstellen soll, hat verständlicherweise Angst davor, lieb gewonnene Essgewohnheiten bzw. Lieblingsspeisen aufgeben zu müssen. Essen ist aber mehr als bloße Nahrungsaufnahme und trägt auch entscheidend zu unserem seelischen Wohlbefinden bei. Deshalb macht es keinen Sinn, sich zu sehr unter Druck zu setzen und ganz auf seine Lieblingsspeisen zu verzichten. Das wäre auch unrealistisch und könnte wohl von kaum jemandem längere Zeit durchgehalten werden.

Wenn Sie z.B. immer zum Nachmittagskaffee ein Stück Kuchen gegessen haben und Ihnen diese Gewohnheit über alles geht, können Sie dies auch in Zukunft tun. Allerdings sollten Sie den Zucker durch Süßstoff ersetzen, sehr sparsam mit der Kondensmilch umgehen, nur ein kleines bzw. ein halbes Stück Kuchen nehmen und fette Torten z.B. durch ein Stück Obstkuchen ersetzen.

Tab. 8: Günstige und ungünstige Backwaren

Günstige fettärmere Backwaren	Ungünstige fettreiche Backwaren
Hefekuchen	Torten
Obstkuchen	Sahnekuchen
Biskuitteig	Nusskuchen
Käsekuchen mit Magerquark	

Tipp: Backen Sie einen dünnen Boden aus Hefe oder Biskuitteig, schneiden Sie ihn in kleine Stücke (Rest sofort einfrieren). Belegen Sie ein Törtchen mit frischem Obst oder mit Früchten aus süßstoffgesüßter Konserve, verwenden Sie dabei keine oder nur wenig Gelatine (1 bis 2 TL süßstoffgesüßt): Obenauf aber bitte Joghurt: 1 EL magerer oder fettarmer Joghurt kann prima die Sahne ersetzen.

Auch wer mehr auf deftigen Fleischgerichten besteht, muss dem nicht für immer abschwören. Es ist nur wichtig, dass Sie auf fettärmere und kleinere Portionen achten und dies vielleicht nur noch einmal pro Woche. Schweinebraten lässt sich auch aus einem mageren Schulterstück zubereiten: Haut, Kruste und sichtbares Fett entfernen und bei der Soße das Fett abschöpfen – so lassen sich überflüssige Kalorien einsparen, ohne dass es allzu sehr schmerzt. Damit bleiben der Genuss und die Freude am Essen erhalten. Je geringer Sie die Einschränkungen bei der Ernährungsumstellung empfinden, desto geringer ist auch die Gefahr, dass Sie über kurz oder lang aufgeben und in die alten falschen Essgewohnheiten zurückfallen.

Sie müssen nicht auf süß verzichten – Süßstoffe machen es möglich

Süßstoffe sind künstlich hergestellte Substanzen mit süßem Geschmack, die fast kalorienfrei sind. Ihre Süßkraft ist wesentlich höher als die von normalem Zucker. Derzeit zugelassene Süßstoffe sind: Saccharin, Cyclamat, Aspartam und Acesulfam. Saccharin und Aspartam eignen sich nicht zum Backen und für warme Süßspeisen, weil sie nicht hitzebeständig sind.

Es wurde wiederholt berichtet, dass Süßstoffe hungrig machen sollen und manche Menschen dann sogar mehr essen als ohne Süßstoffe. Die meisten hierzu durchgeführten Studien konnten diesen Verdacht aber nicht erhärten. Auch für ein erhöhtes Krebsrisiko beim Menschen gibt es selbst bei reichlicher Verwendung von Süßstoffen keinen Anhaltspunkt. Süßstoffe sind nach wie vor sehr günstig und empfehlenswert, um bei süßen Speisen und Getränken Kalorien einzusparen.

Diätprodukte mit Zuckeraustauschstoffen (Fructose = Fruchtzucker, Sorbit, Mannit und Xylit) haben bei der Gewichtsabnahme keinen Vorteil gegenüber normalen Süßigkeiten, weil sie genauso kalorienreich sind und könen in größeren Mengen sogar zu Durchfall und Blähungen führen.

Fettersatzstoffe zur Gewichtsabnahme

Fettersatzstoffe haben fettähnliche Eigenschaften und lassen sich teilweise auch als Brotaufstrich verwenden. Sie enthalten kaum verwertbare Kalorien. So lassen sich Fettkalorien einsparen, ohne dass der Verbraucher auf sein »Butterbrot« verzichten muss. Vorreiter der Fettersatzstoffe sind die USA, Olestra ist dort einer der neuesten Stoffe. Auch in Europa werden Produkte mit Fettersatzstoffen bereits vermarktet, in Deutschland haben sie jedoch noch keine größere Bedeutung erlangt. Man findet diese fettähnlichen Stoffe hauptsächlich als Fettersatz in Fertigprodukten.

Ob damit tatsächlich die Fettaufnahme gesenkt werden kann, ist noch immer umstritten. Wissenschaftler vermuten, dass der Körper die Täuschung erkennt und sich die ihm vorenthaltenen Kalorien anderweitig besorgt. Bis man den Nutzen der Fettersatzstoffe in der Behandlung des Übergewichts endgültig beurteilen kann, sollte man diesen Stoffen nicht zu viel zutrauen.

Was ist von Fertigprodukten (»Convenience-Produkten«) zu halten?

Fertigprodukte und Tiefkühlkost sind in unserer schnelllebigen Zeit eine Selbstverständlichkeit geworden. In den Supermärkten findet sich ein riesiges Angebot für die schnelle Zubereitung. Man nennt diese Produkte »Convenience-« oder »Bequemlichkeits«-Produkte, da sie den Bedürfnissen des Verbrauchers entgegenkommen, seine Mahlzeiten ohne großen Aufwand zuzubereiten. Dazu gehören küchenfertige Produkte wie z.B. Nudeln und verzehrfertige Produkte wie Kartoffelchips oder Fertigmenüs.

Auf vielen Packungen findet man zwar Angaben zur Nährstoffzusammensetzung und zu den Zutaten. Da es aber keine umfassende Kennzeichnungspflicht für Lebensmittel gibt, wird über den Kaloriengehalt oft nichts mitgeteilt. Die Nährstoffzusammensetzung vieler Fertigmenüs, auch der Vitamingehalt, ist durchaus günstig. Tiefkühlkost steht nach frischen Produkten gleich an zweiter Stelle, was Vitamin- und Nährstoffgehalt betrifft. Es gibt aber auch eine Reihe von Produkten, wie z.B. Fertigsaucen, die ausgesprochen fett- und zuckerreich sind oder viel Kochsalz enthalten und deshalb gemieden werden sollten. Convenience-Produkte sind durchaus akzeptabel, wenn es beim Kochen mal schnell gehen muss, sie sollten aber eher die Ausnahme als die Regel sein.
Achten Sie auf Angaben zur Nährstoffzusammensetzung und verzichten Sie in Zweifelsfällen lieber. Nicht alle Produkte erfullen die heutigen Anforderungen bezüglich Qualität und wünschenswerter Nährstoffzusammensetzung.

Light-Produkte

Jeder kennt sie und viele kaufen sie regelmäßig, die fett- bzw. kalorienreduzierten Lebensmittel. Diese so genannten Light-Produkte (engl. light = leicht) werden von den Herstellern gezielt zur Vermeidung bzw. Verminderung von Übergewicht angepriesen. Tag für Tag locken die Lebensmittel in den Regalen mit »Du darfst« oder »Ohne Reue genießen«. Die Konsumenten sind meist der Meinung, dass die Verwendung solcher Produkte Schlankbleiben und Schlankwerden erleichtert.

Light-Produkte sind jedoch mit Vorsicht zu genießen. Fallen die Konsumenten darauf herein und geben die Selbstkontrolle ihres Essverhaltens auf, führt der Konsum zum gegenteiligen Ergebnis, denn viele der angebotenen Lebensmittel enthalten immer noch reichlich Kalorien. Es gibt sogar Light-Produkte, die man als ausgesprochen kalorienreich bezeichnen muss. Aus diesem Grund ist sehr umstritten, ob solche Produkte wirklich zu einer besseren Gewichtskontrolle beitragen. Im Grunde sind die meisten Light-Versionen überflüssig, weil das übliche Lebensmittelsortiment genügend fettarme Sorten, z.B. auch von Käse oder Wurst, anbietet.

So können Sie Ihr Essverhalten ändern

Wenn Sie jetzt all Ihr Wissen über »richtige Ernährung« in die Tat umsetzen, sind Sie auf dem besten Weg, erfolgreich abzunehmen. Falls es mit der Praxis noch nicht ganz klappt, geben wir Ihnen mit einem kurzen Selbstanalyse-Programm den »gewissen Kick«, damit Sie es sicher schaffen.

Wer lieber auf fremde Hilfe setzt, sollte sich über verhaltenstherapeutisch orientierte Programme informieren. Damit können Sie Ihr Verhalten rund ums Essen überprüfen und schrittweise ändern. Manchmal sind bereits einfache psychologische Ratschläge und Tricks sehr wirkungsvoll.

In jedem Fall haben Sie damit wesentlich bessere Aussichten, langfristig erfolgreich Gewicht abzunehmen. Die meisten Programme bestehen im Wesentlichen aus drei Schritten:

- der Analyse Ihres bisherigen Essverhaltens,
- der Änderung Ihres Essverhaltens und
- der Stabilisierung und Verstärkung Ihres neuen Essverhaltens.

Wir wollen an dieser Stelle jedoch nicht näher auf diese Programme eingehen, sondern Ihnen eine vergleichbare Hilfestellung geben, Ihre »Fehler« zu erkennen und Ihr Verhalten in Zukunft zu verändern. Damit bekommen Sie sicher das eine oder andere Problem besser in den Griff.

Schritt 1: Erforschen Sie Ihr bisheriges Essverhalten

Wenn es Ihnen nicht bewusst ist, müssen Sie sich zunächst selbst beobachten, um herauszufinden, was, wie viel, wann und warum Sie essen. Empfehlenswert ist dazu ein Essprotokoll (siehe Abb. 7), das Sie wenigstens einige Tage, besser ein bis zwei Wochen lang führen sollten. Was man so alles im Lauf des Tages zu sich nimmt, wird von den meisten unterschätzt. Oft werden dadurch auch Gewohnheiten aufgedeckt, derer man sich gar nicht bewusst ist.

- Wann essen Sie und unter welchen Umständen? In Gesellschaft oder vor dem Fernseher?
- Warum essen Sie?
- Was verleitet Sie zum Essen, was hält Sie davon ab?
- Welche Gefühle und Gedanken haben Sie beim Essen?

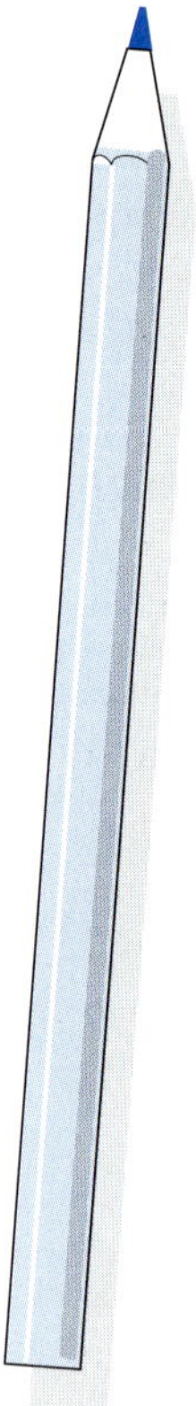

Meine persönliche Ernährung Datum ....

Tages-zeit	Essen und Getränke (einschließlich Mengenangabe)	Anlaß, Stimmung

Abb. 7: Vordruck für ein Ernährungsprotokoll

Schritt 2: Ändern Sie Ihr Essverhalten

Machen Sie nach der Analyse den nächsten Schritt und ändern Sie Ihr Essverhalten in der gewünschten Weise. Zu einem wichtigen Grundsatz sollte folgende Regel werden: Gehorchen Sie nur dem echten Hungergefühl und lassen Sie sich nicht zu sehr von äußeren Anlässen verführen!

Denn überall lauert die Verführung: Nicht nur die Pasteten im Delikatessladen, auch die Käsetheke im Supermarkt, der Nachtisch in der Kantine und der Kuchen bei der Einstandsparty, die Schokoriegel am Kiosk wie die Bratwurst auf der Kirmes oder der Glühwein auf dem Weihnachtsmarkt, selbst zu Hause wartet ein gefüllter Kühlschrank auf uns – nirgends, aber auch nirgends sind wir wirklich sicher vor den Verlockungen.

Da das Essverhalten vieler Übergewichtiger durch Außenreize bestimmt wird, sollten Sie unbedingt daran arbeiten und sich nicht mehr so leicht »rumkriegen« lassen. Die folgenden Tipps können Ihnen dabei helfen:

- Lassen Sie sich in Ihren eigenen vier Wänden nicht auf Schritt und Tritt verführen: Nahrungsmittel oder Essensreste sollten nicht offen herumstehen, sondern aus Ihrem Blickfeld verbannt werden (Schrank, Keller, Schreibtisch).
- Stellen Sie keine vollen Schüsseln mit Speisen auf den Tisch, sondern nur so viel, wie Sie essen wollen.
- Lassen Sie Speisereste sofort im Kühlschrank oder in der Tiefkühltruhe verschwinden oder werfen Sie sie in den Mülleimer. Wenn Sie einen Kuchen backen, dann frieren Sie bis auf 1 Stück für Sie bzw. den Familienbedarf gleich alles ein.
- Verstauen Sie Verlockungen wie Chips und Süßigkeiten an schwer zugänglichen Stellen, z.B. ganz oben auf dem Küchenschrank oder im Keller.

Überlisten Sie sich einfach ein wenig

Nicht nur was wir mit dem Auge sehen können verführt uns zum Essen. Auch Depressionen, Stress, Frust in der Arbeit, Streit mit den Kindern oder Angst um den Partner sind für viele ein Grund zu essen. Deshalb ist es für Sie ganz entscheidend, mit negativen Erlebnissen und Gefühlen richtig umzugehen. Lernen Sie, nicht reflexartig zum Essen zu greifen, sondern reagieren Sie sich auf andere Weise ab.

- Alternativen sind z.B., für kurze Zeit ein Buch oder eine Zeitung zur Hand zu nehmen, auch autogenes Training, Atemübungen, Yoga und Ähnliches können sehr hilfreich sein.

- Betätigen Sie sich mit Basteln, Handarbeiten, Handwerken, kleineren Reparaturen oder Fotoeinkleben, das lenkt vom Essen ab und hilft, Stress abzubauen.
- Versuchen Sie, Dampf abzulassen, und sprechen Sie über Ihre Probleme.
- Ein gutes Ventil sind auch leichte und etwas monotone körperliche Aktivitäten wie Spazierengehen, Blumengießen, Gartenarbeit, Putzen oder Aufräumen.
- Auch die Musik ist hier sehr hilfreich: Hören Sie einige Ihrer Lieblingsstücke oder noch wirkungsvoller: musizieren Sie selbst, so können Sie sich manchen Ärger von der Seele spielen.
- Für den Fall, dass alles nicht funktioniert, sollten Sie sich an Speisen halten, die kalorienmäßig akzeptabel sind.
- Auch Unterforderung, Langeweile und »zu viel freie Zeit« können den Appetit fördern.
- Suchen Sie sich Hobbys, die Sie ausfüllen.
- Suchen Sie den Kontakt zu anderen Menschen, Einsamkeit macht hungrig.
- Überlegen Sie sich vor dem Urlaub bzw. dem Wochenende, womit Sie sich beschäftigen könnten, um nicht zu sehr in Versuchung zu kommen.

Steuern Sie Ihr Essverhalten bereits beim Einkauf

Durch geschicktes Einkaufen können Sie schon eine ganze Menge erreichen und Ihr Durchhaltevermögen fördern. Wählen Sie nur günstige Nahrungsmittel, die in Ihren Speiseplan passen. »Verführerli« lassen Sie erst gar nicht ins Haus! Schreiben Sie vorher eine Einkaufsliste und überlegen Sie sich auch die Mengen genau. Halten Sie sich konsequent an diese Liste und lassen Sie sich nicht durch Sonder- oder Probierangebote »vom rechten Weg« abbringen.

- Erledigen Sie Ihren Lebensmitteleinkauf möglichst nicht mit knurrendem Magen, sondern am besten nach einer Hauptmahlzeit.
- Nehmen Sie zum Einkaufen nur so viel Geld mit, wie Sie in etwa benötigen.
- Horten Sie keine Vorräte, kaufen Sie nur das Nötigste für die nächsten Tage.
- Kaufen Sie »ungünstige« Lebensmittel erst gar nicht in größeren Mengen ein, dann kommen Sie zu Hause weniger in Versuchung. Wenn Sie sich einen Schokoriegel gönnen wollen, so kaufen Sie diesen nur einzeln und nicht in der Großpackung. Am besten laufen Sie für jeden Schokoriegel zum Kiosk, dann haben Sie auch noch Bewegung.

Unterscheiden Sie echten Hunger von Gelüsten!

Statt auf äußere Essanlässe und Essreize zu reagieren, sollten Sie mehr auf Ihre inneren Gefühle wie Hunger und Sättigung achten. Wie aber unterscheiden, ob der echte, innere Hunger nagt oder ob die Verführung bloß von außen kommt?

Das ist nicht immer einfach, aber wenn Sie kurz nach einer Hauptmahlzeit nach einem Eisbecher schielen, dann entspringt dieser Wunsch sicher keinem tiefen Hungergefühl. Typisch für den echten Hunger ist dagegen, dass man auch bereit ist, wenig verführerische Speisen zu essen wie z.B. trockenes Brot, Kartoffeln oder Reis »ohne alles«.

So überwinden Sie »falschen« Hunger

- Lenken Sie sich durch andere Tätigkeiten ab, z.B. anstehende Hausarbeiten, Musizieren, Spaziergänge etc.
- Knabbern Sie Rohkost, aber bitte »ohne alles«, also keine Soße oder Dressing.
- Kauen Sie auf einem Stück Brotrinde.
- Nehmen Sie einen Kaugummi oder trinken Sie ein Glas Mineralwasser oder Tee.

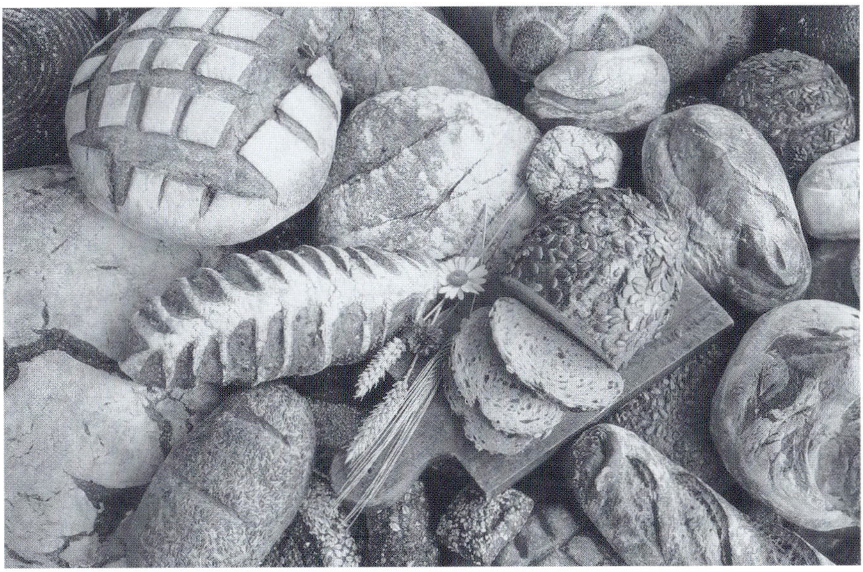

Planen Sie Ihre Mahlzeiten richtig!
Sie müssen auch lernen, mit dem echten Hungergefühl richtig umzugehen. Lassen Sie den Hunger nicht zu groß werden. Wenn Sie ihn lange unterdrücken und gar nichts essen, wird er schließlich so gewaltig, dass man leicht Riesenmengen in sich hineinstopft.

Günstiger ist es, dem echten Hunger beizeiten etwas nachzugeben und ihn mit einer kleineren Menge an fettarmen und möglichst zuckerfreien Nahrungsmitteln zu stillen. Mehrere kleine Mahlzeiten lassen kein so großes Hungergefühl aufkommen wie nur ein bis zwei große Mahlzeiten am Tag. Deshalb ist es günstig, wenn Sie Ihre Haupt- und Zwischenmahlzeiten planen und nur zu den von Ihnen festgesetzten Zeiten essen.

So gehen Sie besser mit »echtem« Hunger um

- Essen Sie möglichst keine süßen oder fettreichen Speisen.
- Wenn Sie kurz vor einer Hauptmahlzeit stehen, so verlegen Sie diese etwas vor.
- Essen Sie etwas Obst, fettarmen Joghurt oder Magerquark.
- Essen Sie eine halbe Scheibe trockenes Vollkornbrot und kauen Sie es intensiv.

Wie Sie Ihr Sättigungsgefühl fördern können

Es gibt verschiedene Möglichkeiten, das Sättigungsgefühl zu verstärken, z.B. langsam essen, ausgiebig kauen, die Speisen bewusst genießen, beim Essen kleine Pausen einlegen, in Gesellschaft essen. Übrigens: Sie kommen mit kleineren Portionen besser zurecht, wenn Sie sich ein wenig selbst überlisten, indem Sie nach dem Essen sofort aufstehen oder rasch eine andere Tätigkeit aufnehmen. Hier noch ein paar nützliche Tipps:

- Nehmen Sie sich Zeit zum Essen! Schaffen Sie eine angenehme »Essatmosphäre«. Essen Sie langsam und kauen Sie intensiv. Genießen Sie jeden Bissen.
- Servieren Sie die Speisen auf kleineren Tellern. Teilen Sie Ihre Essensportion in zwei Hälften, sodass Sie sich scheinbar eine zweite Portion genehmigen können.
- Legen Sie Ihr Besteck zwischen den Bissen nieder. Machen Sie während des Essens eine kurze Pause und unterhalten Sie sich mit anderen.
- Lassen Sie immer einen kleinen Speiserest auf Ihrem Teller liegen.
- Essen Sie auf keinen Fall den Teller leer, wenn Sie keinen Hunger mehr

haben oder wenn es Ihnen nicht mehr schmeckt. Auch bei Einladungen oder im Restaurant ist dies durchaus »salonfähig«.
- Essen Sie nicht in Hast oder im Stehen. Setzen Sie sich zum Essen an einen bestimmten Platz. Verlassen Sie den Tisch, sobald Sie mit dem Essen fertig sind.
- Kombinieren Sie Essen nicht mit anderen Tätigkeiten wie z.B. Fernsehen, Lesen, Lernen, Arbeiten.

Schritt 3: Verankern Sie Ihr neues Essverhalten fest in Ihrem Leben

Lassen Sie sich nicht von negativen Gedanken verunsichern, die sich häufiger in unseren Alltag einschleichen, als wir das wollen. Führen Sie sich immer wieder vor Augen, dass Sie Ihr Leben positiv gestalten wollen und dass dazu eben auch gehört, beim Essen konsequent zu bleiben und sich weniger »gehen zu lassen«. Auch Schwarzweißdenken lähmt die Erfolgsaussichten unnötig: Niemand kann 100%ig seinen Tages- bzw. Wochenplan einhalten. Wer sein Ziel zu 90% erreicht, hat bereits einen beachtlichen Erfolg erzielt. Es wäre übertriebener Ehrgeiz, einzelne Ausrutscher gleich als kompletten Misserfolg zu werten. Selbst wenn Sie statt der erhofften 15 kg nur 10 abgenommen haben, ist das schon sehr gut. Wichtig ist, dass man sich bereits an kleinen Erfolgen freut und diese kleinen Siege auch genießt. Belohnen Sie sich z.B. mit Blumen, einem Buch oder einer schönen Kleinigkeit, wenn Sie die Ernährungsumstellung für zwei Wochen geschafft haben. Größere Etappensiege verdienen dann vielleicht einen neuen Pullover oder einen Kino- bzw. Konzertbesuch.

Mit dieser Taktik können Sie Ihre Motivation immer wieder neu stärken. Solche Ansätze sind enorm nützlich, um den Langzeiterfolg zu stabilisieren. Stellen Sie sich vor, wie Sie wesentlich schlanker sind und Ihr Essverhalten im Griff haben, wie Sie regelmäßig Sport treiben und Spaß am Fahrradfahren oder Schwimmen haben. Und sehen Sie vor Ihrem geistigen Auge, dass die anderen Sie bewundern, weil Sie schlanker sind und sich flotter kleiden. Positive Bilder können mehr als Worte bewirken.

So steigern Sie Ihr Selbstwertgefühl

- Pflegen Sie Ihre äußere Erscheinung (z.B. Friseurbesuch, Kosmetikberatung, vorteilhafte Kleidung).
- Halten Sie sich Ihre beruflichen Leistungen vor Augen.

- Loben Sie sich für das, was Sie für Ihre Familie, Freunde, nächste Umgebung tun.
- Seien Sie stolz auf Ihre Fähigkeiten und fördern Sie diese.
- Pflegen Sie Ihre Hobbys und verstecken Sie sich damit nicht vor Ihrer Umwelt.
- Zeigen Sie Ihren Mitmenschen Ihre Fähigkeiten und Stärken, ohne damit aufdringlich zu sein.

Verhaltenstipps für Lokalbesuche, Einladungen und Partys

Gerade in Lokalen haben Sie die Möglichkeit, durch gezielte Bestellungen die Weichen etwas zu stellen. Sie können die Mengen bestimmen und bestimmte Zutaten ausklammern. Machen Sie reichlich Gebrauch davon und lassen Sie alles weg, was ungünstig für Sie ist. Auch bei Partys oder Einladungen sollten Sie unbedingt Wert auf Ihre »Essmarotten« legen. Erklären Sie bei Rückfragen, warum Sie das tun, und Sie werden sehen, dass man Ihnen Verständnis entgegenbringt.

- Entfernen Sie sichtbares Fett, nehmen Sie keine zusätzlich angebotene Butter oder Margarine und nur wenig fette Soße. Lassen Sie bei großen Portionen grundsätzlich einen größeren Rest auf Ihrem Teller stehen.
- Falls es Vor- und Nachspeise sein muss, dann wählen Sie vorher Salat mit sehr wenig Dressing und nachher Obst.
- Grundsätzlich sollten Sie eisern fast nur Kalorien- und Fettarmes essen, nur die Hälfte oder ein Drittel der Portion verzehren extra kleine Portionen bestellen, Brot oder Brötchen dünn bestreichen, Salaten und Obst als Vor- und Nachspeise den Vorzug geben, Fettreicheres erst zu essen beginnen, wenn Sie ohnehin schon fast satt sind.
- Lassen Sie nach dem Essen sofort abservieren bzw. stellen Sie Ihren Teller rasch beiseite und wenden Sie sich anderen Tätigkeiten wie Gesprächen mit Tischnachbarn oder Tanzen zu.

Wenn Sie therapeutische Unterstützung brauchen

Die verhaltenstherapeutischen Methoden zur besseren Gewichtsabnahme können sowohl in Form von Einzel- als auch Gruppenbehandlungen genutzt werden. Was Sie vorziehen, ist letztlich Ihre persönliche Entscheidung. Einschränkend muss allerdings darauf hingewiesen werden, dass das entsprechende Angebot in Deutschland noch sehr dürftig ist. Erkundigen Sie sich aber auf alle Fälle (z.B. bei Ihrer Krankenkasse oder Ihrem Arzt), ob und wo es in Ihrer Nähe solche Einrichtungen gibt.

Einzelsitzungen

Der Vorteil von Einzelberatungen besteht darin, dass besser auf Ihre spezielle Situation eingegangen und die Behandlung mehr auf Sie abgestimmt werden kann. Von Nachteil ist aber, dass kein regelmäßiger Erfahrungsaustausch mit Gleichgesinnten stattfindet. Es fehlt das »Gruppenecho«.

Gruppensitzungen

In Gruppensitzungen wird der Einzelne durch die anderen Gruppenteilnehmer zusätzlich motiviert, darin liegt auch der Hauptvorteil. Ein gewisser Gruppendruck und Erfolgszwang wirkt sich oft positiv aus. Man kann an Vorbildern lernen und Erfahrungen austauschen. Auf der anderen Seite kommen individuelle Besonderheiten und Bedürfnisse leicht zu kurz, vor allem wenn ein Teilnehmer sich nicht zu Wort meldet oder sich kein Gehör verschaffen kann. Manchmal kann sich auch eine ungünstige Gruppendynamik entwickeln, z.B. wenn ein Mitglied von der Gruppe abgelehnt oder als Sündenbock behandelt wird. Manchen Menschen behagt der enge, manchmal fast aufdringliche Kontakt in solchen Gruppen überhaupt nicht, sodass sie daran besser nicht teilnehmen sollten. Der Erfolg hängt in besonderer Weise vom Geschick der Gruppenleitung ab.

Abnehmen durch mehr Bewegung

Wir bewegen uns alle viel zu wenig. Wahrscheinlich können Sie die ermahnenden Worte Ihres Hausarztes schon nicht mehr hören: »Bewegen Sie sich doch mehr.« Im Prinzip hätte man ja auch gar nichts dagegen, wäre es doch nicht so schwer, sich immer wieder dazu aufzuraffen. Und ist das überhaupt gut für meine Gesundheit, wenn ich mich so anstrenge? Und bekomme ich vom Sport nicht erst recht Hunger?

Um es gleich vorwegzunehmen: Körperliche Bewegung ist ganz entscheidend, wenn Sie abnehmen und wenn Sie Ihr Gewicht danach stabil halten wollen.

Es reicht nicht aus, nur Ihre Ernährung umzustellen und Ihr Essverhalten zu korrigieren – der durchschlagende Erfolg stellt sich erst ein, wenn Sie sich auch mehr bewegen. Darüber hinaus fördert körperliche Bewegung unsere Gesundheit in vielerlei Hinsicht und wirkt sich positiv auf unser seelisches Wohlbefinden aus.

Warum ist körperliche Bewegung beim Abnehmen so wichtig?
Körperliche Bewegung wirkt dem Muskelschwund beim Abnehmen entgegen und hält so Ihren Energieverbrauch hoch.

Vorbeugung gegen Muskelschwund

Bei jeder Gewichtsabnahme geht außer dem Körperfett auch Muskelmasse verloren. Je mehr Muskulatur Sie besitzen, desto größer ist auch Ihr Energieverbrauch, egal ob Sie Sport treiben oder nur entspannt auf der Couch liegen. Daher sollten Sie beim Abnehmen immer bestrebt sein, möglichst wenig Muskelmasse zu verlieren.

Je aktiver Sie körperlich sind – ob im Alltag oder durch Sport und Gymnastik –, desto kräftiger wird Ihre Muskulatur. Sie müssen nicht gleich zum Bodybuilder werden; es geht nicht nur darum, Muskeln aufzubauen, sondern auch darum, sie zu erhalten.

Eine Vermehrung der Muskelmasse erfolgt vor allem durch isometrische Muskelbeanspruchung, also durch Anspannen der Muskeln. Dies ist bei einigen Sportarten wie dem Bodybuilding oder Gewichtheben besonders ausgeprägt, aber auch gymnastische Übungen oder Yogastellungen haben eine isometrische Wirkkomponente). Ausdauersportarten mit gleichmäßiger Muskelbelastung wie Schnellgehen (Walking), Joggen oder Radfahren fördern dagegen mehr den Erhalt der Muskulatur.

Außerdem kann ein trainierter Muskel Fett besser verbrennen als ein untrainierter. Deshalb steigert Bewegung den Fettabbau im Körper zusätzlich. Um diesen Effekt wirkungsvoll auszunutzen, sollte man sich allerdings 5- bis 7-mal pro Woche körperlich betätigen.

Wer also beim Abnehmen ein gewisses »Trainingsprogramm« absolviert, behält mehr Muskelmasse als ein Nichttrainierter. Der Trainierte kann aus diesem Grund leichter an Gewicht abnehmen und sein Gewicht auch leichter halten als der Untrainierte.

Steigerung des Energieverbrauchs

Bei körperlicher Betätigung verbrennt unser Organismus zusätzliche Kalorien (Energie). Der erhöhte Energieverbrauch hält sogar nach beendigter Aktivität noch etwas an. Durch mehr Bewegung können wir unseren Energieverbrauch fast beliebig steigern. So verbrennt ein Hochleistungssportler ohne weiteres 1500 bis 3000 kcal bei seinem täglichen Training, während ein Mensch, der sich wenig bewegt, dafür nur etwa 300 kcal verbraucht.

In früheren Zeiten, als die Menschen hauptsächlich von ihrer Hände Arbeit lebten, war es praktisch unmöglich, dick zu werden. Denn durch die schwere körperliche Anstrengung war der Energieverbrauch um ein Mehrfaches höher als heute.

Der für »Freizeitsport« benötigte Kalorienverbrauch wird allerdings gerne überschätzt. Wenn Sie beispielsweise eine Stunde Tennis spielen, dann schlägt das – je nach Temperament und Einsatz – nur mit 300 bis 600 kcal zu Buche. Aber man darf den Langzeiteffekt nicht vergessen: Bei zwei Stunden Tennis in der Woche summiert sich das in einem Jahr zu mindestens 30 000 kcal, was etwa 4 kg Fettgewebe entspricht. Selbst wenn Sie täglich bloß vier Stockwerke hochlaufen, kostet Sie das pro Jahr knapp 6000 kcal oder den Energiegehalt von fast 1 kg Fettgewebe.

Viel Bewegung und dafür essen, was Sie wollen?

Könnte man nicht einfach den ganzen Essenskram vergessen und lediglich mehr Sport treiben? Prinzipiell funktioniert das, aber Ihr sportlicher Einsatz wäre dann schon gigantisch. Sie müssten nämlich jeden Tag mindestens zwei Stunden richtig aktiv sein, wenn Sie allein durch Bewegungssteigerung abnehmen wollten. Für die meisten Menschen ist das aber praktisch undurchführbar. Deshalb nehmen Sie in der Regel nur dann erfolgreich ab, wenn Sie auch auf Ihre Ernährung achten.

Allgemein günstiger Einfluss auf die Gesundheit

Wenn Sie sich regelmäßig körperlich bewegen, dann wirkt sich das auf Ihre Gesundheit durchweg positiv aus. Moderne Forschungsergebnisse zeigen immer deutlicher, dass körperlich aktive Menschen gesünder sind, weniger Wohlstandserkrankungen wie Herzinfarkt oder Diabetes haben und sogar länger leben als Bewegungsmuffel. Selbst wenn Sie übergewichtig sind, haben Sie bei sonst gleicher Risikokonstellation als Sportler die besseren Karten.

Regelmäßiges Sporttreiben hat eine ausgleichende Wirkung auf den Blutdruck: niedrige Werte werden angehoben, hohe dagegen gesenkt. Das Gesamtcholesterin verringert sich, aber der »gute, gefäßschützende« HDL-Anteil steigt deutlich an. Auch die Triglyzeride sind bei Sportlern niedriger als bei Nichtsportlern. Bei Zuckerkranken verbessert sich der Stoffwechsel, weil die Körperzellen wieder empfindlicher auf Insulin reagieren.

Stetes Training kräftigt den Herzmuskel, verlangsamt den Herzschlag und bietet einen gewissen Schutz vor der koronaren Herzerkrankung. Die Lunge wird besser durchlüftet und kann mehr Sauerstoff aufnehmen. Auch unsere Abwehrkraft steigt, Erkältungen werden seltener und können uns weniger anhaben.

Förderung des seelischen Wohlbefindens

Unser seelisches Gleichgewicht profitiert ebenfalls von regelmäßiger körperlicher Bewegung. Viele Menschen entwickeln ein besseres Körpergefühl, fühlen sich leichter, sicherer und überhaupt rundum wohler. Außerdem stärkt körperliche Aktivität auch unser Selbstbewusstsein. Körperliche Aktivität ist ein wichtiges Ventil für unseren Stress im Alltag. Spannungen werden abgebaut und so mancher Ärger löst sich bei einem Spaziergang oder beim Putzen einfach in Luft auf: Lassen Sie doch mal Dampf ab, ob mit dem Tennisschläger, dem Fußball oder mit der Gartenschaufel. Körperliche Betätigung kann sogar Angst und Depressionen verringern. Aber tun Sie nicht zu viel des Guten und überfordern Sie sich nicht, sonst können die positiven Wirkungen leicht ins Gegenteil umschlagen und Spannung bzw. Abgeschlagenheit erst recht verstärken.

Sport als Ausgleich in jeder Hinsicht

Die Stressreaktion versetzt unseren Körper in die Lage, bei drohender Gefahr schnell wegzulaufen oder sich mit aller Muskelkraft zur Wehr zu setzen. Als unsere Vorfahren noch Tiere jagten, Äcker pflügten und gegen Feinde kämpften, da entschied eine schnelle und hohe Ausschüttung von Stresshormonen oft über Leben und Tod. Wenn der Computer abstürzt oder wir in einen heftigen Disput geraten, reagieren wir auch heute noch genauso wie in der Steinzeit, nur nützen uns Adrenalin, Cortison und die vielen freien Fettsäuren dabei nicht mehr viel. Denn es fehlt der schnelle

Sprint oder der Kampf mit dem Mammut, um die Stresshormone abzubauen und unseren Stoffwechsel wieder zu normalisieren. Deshalb ist der Sport ein wichtiges Ventil, um das innere Gleichgewicht zurückzugewinnen.

Bringen Sie Ihren Alltag in Schwung

Vielleicht haben Sie die Gattung der ehrgeizigen Bewegungsfanatiker schon immer mit Skepsis beäugt, aber Sie brauchen ja auch nicht gleich zu übertreiben. Bringen Sie einfach mehr Bewegung in Ihren Alltag. Dazu muss man nicht unbedingt eine Sportart ausüben, auch für Sportmuffel bieten sich genug Gelegenheiten.

Verzichten Sie fortan auf alle Lifte und Rolltreppen und steigen Sie jede Treppe zu Fuß. Gehen Sie auf Schusters Rappen in die Arbeit oder wenigstens nach Hause. Wenn der Weg zu lang ist, steigen Sie ein paar Stationen eher aus dem Bus oder der U-Bahn aus und legen Sie die restliche Strecke zu Fuß zurück.

Gehen Sie überhaupt zu Fuß, sooft Sie können. Machen Sie Erledigungen mit dem Fahrrad statt mit dem Auto. Bringen Sie Bewegung in Ihre Freizeit: Treffen Sie sich nicht nur zum Essen oder Kaffeetrinken, sondern animieren Sie Ihre Freunde zu Spaziergängen oder treiben Sie gemeinsam Sport. Weichen Sie keiner anstrengenden Alltagspflicht wie Putzen, Kehren oder Gartenarbeit aus. »Drücken« dürfen Sie sich eher bei sitzenden Tätigkeiten wie Bügeln oder Büroabrechnungen. Statt beim abendlichen Fernsehprogramm nach Chips oder Schokolade zu schielen, machen Sie ab sofort leichte gymnastische Übungen.

Auch für stressgeplagte Eltern mit gering bemessener Freizeit bieten sich unzählige Möglichkeiten: Ermuntern Sie Ihre Kinder zu Bewegungsspielen wie Fußball, Fangen, Rollschuhlaufen und machen Sie selbst dabei mit. Hinter einem Kinderwagen oder neben einem Kinderfahrrad kann man ganz gut joggen. Besuche am Spielplatz lassen sich durch Gymnastik oder Laufen auf der Stelle aktiver gestalten.

Wie viel körperliche Bewegung ist notwendig?

Einmal im Monat schwimmen gehen und die übrige Zeit untätig bleiben, das bringt nichts. Um überhaupt eine nachweisbare Wirkung zu erzielen, ist ein bestimmtes Minimum an regelmäßiger körperlicher Betätigung notwendig. Sie sollten Ihren Kreislauf wenigstens 3- bis 5-mal pro Woche für mindestens 30 Minuten in Schwung bringen.

Ein gutes Maß für den Grad der Anstrengung ist die Herzfrequenz, d.h. die Zahl der Herzschläge pro Minute, die Sie am einfachsten durch Ihren Pulsschlag am Handgelenk messen können. Um einen Trainingseffekt (durch körperliche Bewegung) zu erlangen, muss Ihr Herz schon etwas schneller schlagen als in Ruhe auf der Couch. Andererseits sollten Sie sich nicht so verausgaben, dass Ihre Herzfrequenz über den Wert 180 minus Lebensalter in Jahren ansteigt. Beispielsweise sollte der Puls bei einem 50-Jährigen höchstens 180–50 = 130 pro Minute betragen.

Kurzfristig können Sie sich auch einmal stärker belasten, aber Sie sollten nicht immer bis an die Grenze Ihrer Leistungsfähigkeit gehen. Wenn Sie bei Ihrem regelmäßigen Programm 60% Ihres Leistungsvermögens einsetzen, so reicht dies vollauf. Um einen guten Trainingseffekt zu erzielen, genügt eine durchschnittliche Herzfrequenz von 100 bis 120 Schläge/Minute. Bei dieser leichten Belastung wird überwiegend Fett verbrannt, bei hoher Anstrengung greift unser Körper vor allem auf die Kohlenhydrate zurück.

Überfordern Sie sich vor allem am Anfang nicht. Beginnen Sie mit einer Leistung, einem Tempo, das Sie leicht bewältigen können. Ein gutes Trainingsmaß haben Sie erreicht, wenn Sie sich dabei gerade noch unterhalten können, ohne dass Ihnen die Puste ausgeht.

Welche Sportarten sind bei Übergewicht besonders geeignet?

Die Auswahl der richtigen Sportart wird umso wichtiger, je stärker Ihr Übergewicht ist und je älter Sie sind. Da Ihre Gelenke bereits durch das Übergewicht stark belastet sind, sollten Sie sich bei Aktivitäten zurückhalten, die Ihre Gelenke sehr beanspruchen, wie z.B. Joggen auf asphaltierten Wegen oder Skifahren. Günstiger sind hier z.B. Schwimmen, Fahrradfahren und schnelles Gehen. Vorsicht ist auch geboten bei Sportarten, die eine hohe Beweglichkeit verlangen bzw. ein hohes Verletzungsrisiko mit sich bringen, wie z.B. Squash oder Klettern.

Eine Sportart, die sich auch bei starkem Übergewicht gut ausüben lässt, ist das Schwimmen. Da das Körpergewicht durch den Auftrieb im Wasser sozusagen weniger wird, werden die Gelenke kaum belastet. Außerdem gehen hier zusätzliche Kalorien verloren, um die Körpertemperatur

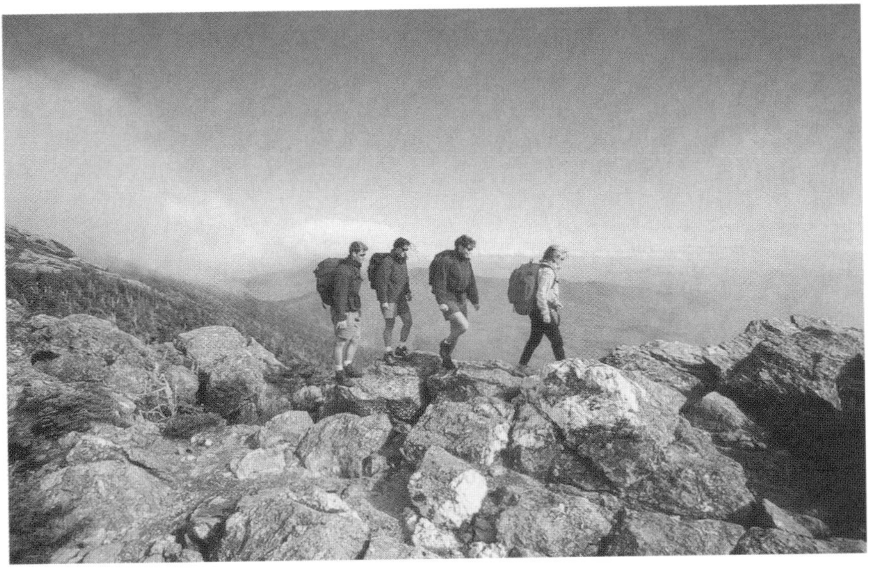

durch zusätzliche Wärmebildung konstant zu halten. Bei vielen Wirbelsäulenerkrankungen ist Rückenschwimmen besonders günstig.

Auch Fahrradfahren ist sehr zu empfehlen, denn es schont die Gelenke, obwohl viele Muskeln bewegt werden, und es erfordert keinen großen Aufwand. Allerdings haben stark Übergewichtige mitunter Schwierigkeiten, weil die Körperfülle Gleichgewicht und Koordination behindert. In diesem Fall wäre ein Heimtrainer zu Hause die Lösung, weil hier das Körpergewicht kaum zum Tragen kommt. Wenn Sie dann ein wenig abgenommen haben, können Sie vielleicht auf normales Fahrradfahren umsteigen.

Dauerlaufen ist ebenfalls leicht und überall möglich. Unbedingt notwendig sind aber gute, den Bodenverhältnissen angepasste Schuhe. Naturbelassene Park- und Waldwege sind besser geeignet als asphaltierte oder gepflasterte Wege, da sie die Gelenke weniger strapazieren. Bei stärkeren Gelenk- oder Wirbelsäulenbeschwerden oder bereits bekannten Gelenkschäden ist Vorsicht geboten, Sie sollten hier vor Trainingsbeginn mit Ihrem Arzt sprechen.

Günstig ist auch das Bergwandern, weil der Kalorienverbrauch höher und der Trainingseffekt besser ist. Allerdings strapaziert das Abwärtsgehen Ihre Gelenke: Gehen Sie langsam und verwenden Sie Stöcke, die das Körpergewicht teilweise auffangen.

Auch Tennisspielen, Skilanglauf oder Gymnastik, egal ob zu Hause oder im Fitness-Studio, sind günstige Möglichkeiten, um sich mehr zu bewegen. Sehr wirkungsvoll und auch für stark Übergewichtige gut geeignet ist das schnelle Gehen (Walking). Es ist zudem überall, bei jedem Wetter und zum Nulltarif möglich. Bei ausreichendem Tempo (ca. 5 bis 8 km pro Stunde) ist es eine sehr wirkungsvolle Aktivität, die sich in jeden Tagesablauf problemlos einplanen lässt. Sie sollten sich schon bemühen, möglichst zügig zu gehen, aber auch langsameres Gehen ist besser als gar keine Bewegung.

Wie hoch ist der Kalorienverbrauch bei körperlicher Bewegung?

Jetzt kommt die Preisfrage: Lohnt sich der ganze Aufwand denn, werden auch genug Kalorien verbrannt? Wie viele Kalorien verbrauchen Sie bei körperlicher Bewegung und beim Sporttreiben tatsächlich?

Bei leichter körperlicher Beanspruchung: 200 bis 400 kcal/Std.
Bei mittlerer körperlicher Beanspruchung: 400 bis 600 kcal/Std.
Bei schwerer körperlicher Beanspruchung: 600 bis 800 kcal/Std.

Diese Werte gelten für einen leicht übergewichtigen, ca. 100 kg schweren Mann. Die Angaben können allerdings nur ungefähr sein, da der Kalorienverbrauch von verschiedenen Faktoren abhängt:

Körpergewicht

Je höher Ihr Körpergewicht ist, desto mehr Kalorien verbrennen Sie bei gleicher Tätigkeit.

Muskelmasse

Je mehr Muskelmasse Ihr Körper besitzt, desto mehr Kalorien verbrauchen Sie.

Geschlecht

Bei Frauen liegt der Kalorienverbrauch bei sonst gleichen Bedingungen (gleiches Gewicht, gleiches Alter, gleiche Tätigkeit) etwa 10 bis 20 % niedriger als bei Männern. Dies hängt damit zusammen, dass Frauen weniger Muskelmasse besitzen als Männer.

Intensität der Bewegung

Je mehr Muskeln Sie bei einer Tätigkeit bzw. beim Sport einsetzen und je intensiver dieser Einsatz ist, umso mehr Kalorien verbrennt Ihr Körper.

Klimatische Verhältnisse

Bei Kälte steigt der Kalorienverbrauch des Körpers. Beispielsweise verbraucht der Körper beim Schwimmen zusätzlich Kalorien, da durch das kalte Wasser Wärme entzogen wird; je kälter das Wasser, umso größer ist der Wärmeverlust.

Tab. 9: Ungefährer Kalorienverbrauch für körperliche Bewegung bei unterschiedlichem Körpergewicht*

Gewicht	75 kg	100 kg	125 kg	150kg	175 kg	200 kg
leichte Beanspruchung kcal/Std.	200	240	280	320	360	400
mittlere Beanspruchung	400	480	560	640	720	800
starke Beanspruchung	600	720	840	960	1080	1200

* Bei Frauen liegen die Werte um 10–20 % niedriger

Aus Tabelle 9 können Sie entnehmen, dass eine 200 kg schwere Person bei gleicher Tätigkeit mindestens doppelt so viele Kalorien verbraucht wie jemand, der nur 75 kg wiegt. Das gilt besonders für Sportarten wie Schwimmen oder Radfahren. Bei »tragenden Sportarten« wie beispielsweise Jogging oder Bergwandern steigt der Kalorienverbrauch mit dem Gewicht noch stärker an. Wenn Sie abnehmen, geht damit auch Ihr Kalorienverbrauch bei körperlicher Anstrengung etwas zurück, was mit ein Grund dafür sein kann, dass sich die Gewichtsabnahme verlangsamt.

Der Kalorienverbrauch bei körperlichen Aktivitäten kann sehr unterschiedlich sein, je nachdem wie viel Muskeln bewegt und wie intensiv sie beansprucht werden. Er wird aber im Allgemeinen gerne überschätzt. Selbst für einen Marathonlauf werden nur ca. 2500 kcal benötigt. Nachfolgende Tabelle verschafft Ihnen einen Überblick dazu, die Zahlen dürfen aber nur als ungefähre Anhaltswerte betrachtet werden.

Tab. 10: Ungefährer Kalorienverbrauch bei verschiedenen Tätigkeiten und Sportarten in kcal/Std.*

Tätigkeit		Kalorienverbrauch
Gehen	3 km/Std.	200
	5 km/Std.	300
	6,5 km/Std.	400
Tanzen	Standardtänze	200–400
Gartenarbeit		200–400
Hausarbeit		200–400
Tischtennis		200–500
Volleyball		300–600
Surfen		300–600
Golf		200–400
Radfahren	15 km/Std.	400
Schlittschuhlaufen		300–500
Tennis		300–600
Skifahren (Abfahrt)		400–600
Badminton		300–600
Skilanglauf	7 km/Std.	500
	9 km/Std.	800
Jogging	8 km/Std.	400
	10 km/Std.	600
	12 km/Std.	800
Fußball		400–700
Bergsteigen		400–700
Eishockey		400–700
Basketball		400–700
Handball		400–700
Karate		400–700
Judo		400–700
Squash		500–800
Schwimmen		400–800

Die niedrigeren Werte beziehen sich auf Freizeitsport, die höheren auf Vereinssportbedingungen

* Angaben gelten für einen normalgewichtigen Mann mittleren Alters

Worauf Sie beim Sport unbedingt achten sollten

Wenn Sie über 35 Jahre alt sind und bislang wenig oder niemals Sport getrieben haben, dann sollten Sie sich, bevor Sie Ihr Bewegungsprogramm in Angriff nehmen, ärztlich untersuchen bzw. beraten lassen. Das gilt auch, wenn bei Ihnen andere Erkrankungen vorliegen oder wenn Sie regelmäßig Medikamente einnehmen.

Bei bekannter Herzkranzgefäßerkrankung (Angina pectoris) oder nach einem Herzinfarkt sollten Art und Umfang des Bewegungstrainings mit einem Spezialisten abgesprochen werden. Am besten wäre dann die Teilnahme an einer »Koronarsportgruppe«.

Bei insulinbehandelter Zuckerkrankheit sollten entweder vorher die Insulinmenge verringert oder unmittelbar vor Beginn rasch verwertbare Kohlenhydrate wie z.B. ein Glas Obstsaft, Obst oder Süßigkeiten eingenommen werden. Die Blutzucker senkende Wirkung der Bewegung kann auch durch Blutzuckermessung vor, während und nach der körperlichen Aktivität erfasst werden. Auch hier ist es ratsam, vorher mit seinem Arzt über dieses Thema zu sprechen.

Bei Erkältungskrankheiten, Durchfall, Fieber etc. sollten größere körperliche Anstrengungen gemieden werden. Sie brauchen aber selbst dann nicht völlig untätig zu bleiben, sondern können z.B. durch Spazierengehen Ihren Kreislauf in Schwung halten.

Achten Sie deshalb auch darauf, dass sich die Aktivitäten in Ihren Tages-/ Wochenablauf einplanen lassen. Als Mutter mit zwei Kindern werden Sie wahrscheinlich eine andere Wahl treffen als ein Geschäftsmann.

Gehen Sie Ihr Bewegungsprogramm spielerisch an. Versuchen Sie die Bewegung zu genießen. Der Genuß ist wichtiger als die Leistung. Nur das, was Spaß macht, wird man gerne wieder tun. Vergessen Sie die Leistung, die Sie bringen wollen, beherzigen Sie lieber das Motto »Ich möchte mehrmals in der Woche Spaß an körperlicher Bewegung haben«. Sie können beispielsweise eine bestimmte Strecke 3- bis 4-mal in der Woche laufen, manchmal etwas schneller, manchmal etwas langsamer, mal mit wenigen, mal mit mehreren Pausen; Hauptsache, Sie laufen überhaupt.

Manchmal muss auch ein gewisses Schamgefühl überwunden werden, weil Übergewichtige mitunter glauben, keine so gute Figur beim Sport zu machen. Lassen Sie sich nicht beirren, versuchen Sie, sich wohl zu fühlen; was andere denken, ist unwichtig. Oder stellen Sie sich vor, wie Sie mit weniger Gewicht aussehen. Mit regelmäßigem Sport kommen Sie diesem Ziel jeden Tag etwas näher.

Hilfreich ist auch, wenn Lebenspartner, Freunde, Eltern, Lehrer etc. mehr Bewegung im Alltag unterstützen. Vor allem bei übergewichtigen Kindern ist die Vorbildfunktion der Eltern sehr wichig. Gemeinsames Sporttreiben ist bei Kindern viel wirkungsvoller als gute Worte allein.

Lernen Sie, mit sich selbst nachsichtig zu sein. Niemand kann jeden Tag eine gleichbleibend gute Leistung erbringen. Es gibt immer gute und schlechte Tage, lassen Sie sich von den schlechten Tagen nicht entmutigen. Haben Sie sich 1 oder 2 Wochen nur wenig bewegt, fangen Sie einfach wieder an und reden Sie sich nicht ein, Sie seien dazu zu schwer oder zu untalentiert.

Abnehmen mit Formula-Diäten

Was versteht man unter einer Formula-Diät? Diese Diätform ist aus den Erfahrungen mit dem totalen Fasten entstanden. Um die Versorgung des Körpers sicherzustellen, wurden künstliche Nährstoffkonzentrate hergestellt, die Eiweiß, Vitamine, Mineralstoffe, aber auch Kohlenhydrate und Fettsäuren in den als Minimalbedarf angesehenen Mengen enthalten, um damit die Risiken des drastischen Kalorienentzugs zu senken. Bei den üblichen Formula-Diäten handelt es sich somit um industriell gefertigte Nährstoffpulver, die den notwendigsten Bedarf decken, aber doch so wenig Kalorien enthalten, dass eine schnelle Gewichtsabnahme möglich bleibt.

Um hier Missbrauch und Risiken für den Anwender möglichst gering zu halten, hat der Gesetzgeber in der Diätverordnung § 14a die Minimalanforderungen für solche Diäten festgelegt. Dabei wurde vorgeschrieben, dass die tägliche Nährstoffzufuhr mindestens 50 g hochwertiges Eiweiß, 90 g Kohlenhydrate und 7 g Linolsäure (eine mehrfach ungesättigte Fettsäure) umfassen muss. Der Brennwert dieser gesetzlich vorgeschriebenen Minimalkost liegt bei etwa 700 kcal pro Tag. Daneben ist dort für einige Vitamine und Mineralstoffe (Kalzium, Eisen) die tägliche Mindestmenge festgelegt.

Damit ist der Nährstoffbedarf so weit gedeckt, dass kein akuter Mangelzustand zu befürchten ist. Vor allem die Eiweißzufuhr gewährleistet, dass der Muskelabbau deutlich geringer ist als beim totalen Fasten.

Formula-Diäten dürfen nur für begrenzte Zeit, höchstens drei Monate, eingesetzt werden; für eine längere Anwendung eignen sie sich nicht. Obwohl es dafür keine Vorschriften gibt, ist doch dringend zu empfehlen, solche Diäten nur unter ärztlicher Aufsicht zu verwenden.

Inzwischen gibt es auf dem Markt (Apotheken, Reformhäuser, Supermärkte) ein buntes Spektrum verschiedener Formula-Diäten. Diese Angebote entsprechen zwar meist den Vorschriften der Diätverordnung, unterscheiden sich aber hinsichtlich der zugesetzten Vitamine, Mineralstoffe und Spurenelemente. Daneben gibt es jetzt auch Formula-Diäten, die lösliche Ballaststoffe enthalten. Die Tageskosten liegen etwa zwischen 5 und 20 DM, man spart aber die Kosten für Lebensmittel.

Die Zubereitung ist sehr einfach: Das Nährstoffpulver wird in einem Glas Wasser gelöst und getrunken. Zusätzlich sind nur kalorienfreie Getränke wie Mineralwasser oder Tee erlaubt. Gerade wenn so wenige Kalorien aufgenommen werden, ist es sehr wichtig, mindestens 2 bis 3 Liter Flüssigkeit am Tag zu trinken. Um etwas Abwechslung zu schaffen, stehen verschiedene Geschmacksrichtungen (Ochsenschwanz, Erdbeere, Schokolade etc.) zur Verfügung. Die Beliebtheit dieser Diäten ist auch auf die einfache Anwendung zurückzuführen. Das Pulver kann überall, auch unterwegs, angerührt und getrunken werden. Es geht also sehr schnell und erfordert wenig Aufwand. Einkaufen, Kochen und Abwasch entfallen. Dies kommt der Haltung vieler Menschen sehr entgegen, rasch und bequem Gewicht abzunehmen, ohne sich groß Gedanken zu machen oder besonders anzustrengen.

Was bringen Formula-Diäten und für wen sind sie geeignet?

Mit Formula-Diäten kann man wegen der drastischen Kalorienbeschränkung rasch abnehmen. Der tägliche Gewichtsverlust beträgt bei Frauen 150 bis 300 g, bei Männern zwischen 200 und 400 g. Bei vierwöchiger Einhaltung einer solchen Diät kann man 6 bis 12 kg, bei zwei- bis dreimonatiger Anwendung 15 bis 25 kg abnehmen.

Die Anwendung von Formula-Diäten ist grundsätzlich nur dann sinnvoll, wenn bei ausgeprägtem Übergewicht (BMI über 30) eine rasche Gewichtsabnahme erwünscht ist. Dabei kann es sich um medizinische Gründe handeln, z.B. Gewichtsreduktion vor bestimmten Operationen (Bypass-, Hüftgelenks-, Magenoperationen) oder starke, übergewichtsbedingte Beschwerden (z.B. Sauerstoffmangelsyndrom), aber auch um wichtige persönliche Gründe. Formula-Diäten können im Einzelfall auch dann Sinn machen, wenn unter der üblichen Ernährungstherapie die Gewichtsabnahme stagniert und die Motivation und der Durchhaltewille gefährdet sind. Da auch unter einer Formula-Diät immer Eiweiß verloren geht, und zwar umso mehr, je länger diese Diät durchgeführt wird, ist bei leicht bis mäßig Übergewichtigen (BMI 25–29) von dieser Diät eher abzuraten. Leicht Übergewichtige sind durch einen Eiweißverlust stärker gefährdet als deutlich Übergewichtige, da Letztere wesentlich mehr Eiweißreserven, z.B. mehr Muskelmasse, haben.

Wann sollte eine Formula-Diät nicht durchgeführt werden?

Eine starke Beschränkung der Kalorienaufnahme ist nicht ohne Risiken. In folgenden Situationen bzw. bei folgenden Krankheiten darf eine Formula-Diät nicht durchgeführt werden:

- in Schwangerschaft und Stillzeit,
- im Kindes- und Jugendalter,
- bei schweren Allgemeinerkrankungen,
- bei frischem Herzinfarkt,
- bei bekannter Krebserkrankung oder schwerer Infektion,
- bei körperlich schwerer Arbeit,
- bei Leistungssportlern.

Welche Nebenwirkungen können auftreten?

Formula-Diäten durchzuführen ist im Gegensatz zu den bisher beschriebenen Mischkostformen nicht immer ungefährlich. Auch wenn Sie nicht zu den oben genannten Risikogruppen zählen, können Nebenwirkungen und Komplikationen auftreten. Das sind zunächst Beschwerden wie Schwindel, Müdigkeit, Verstopfung, Verminderung der Leistungsfähigkeit, Nervosität und Depression. Diese Begleiterscheinungen sind relativ häufig, aber praktisch immer harmlos und verschwinden sofort nach Beendigung der Formula-Diät. Daneben können aber auch gravierendere Komplikationen auftreten wie Herzrhythmusstörungen infolge von Kaliummangel, Gallensteinprobleme infolge der veränderten Gallenflüssigkeit, Nierenversagen bei Flüssigkeitsmangel oder schwere Kreislaufstörungen. Solche schwerwiegenden Nebenwirkungen werden zwar selten bekannt, es wird aber vermutet, dass es eine nicht unbedeutende Dunkelziffer gibt. Selbst über einzelne Todesfälle als Folge solcher Radikaldiäten wurde berichtet, auch wenn die Untersuchung der Einzelfälle meist zu dem Ergebnis führte, dass die Betroffenen für diese Diätform höchst ungeeignet waren. Mit zunehmendem Alter steigt das Risiko für Komplikationen.

Es ist daher sehr wichtig, Formula-Diäten nur mit ärztlicher Zustimmung zu beginnen. Vorher sollte unbedingt anhand von körperlicher Untersuchung, Messung kritischer Laborwerte (Kreatinin, Kalium, Natrium usw.) und EKG festgestellt werden, inwieweit eine solche Diät vertretbar ist. Auch während einer Formula-Diät sind regelmäßige ärztliche Kontrollen (in ein- bis zweiwöchigem Abstand) dringend zu empfehlen. Ihr Arzt kann aufgrund der Verlaufskontrollen und seiner Erfahrung auch am besten entscheiden, wie lange Sie eine solche Diät durchführen sollten.

Vor- und Nachteile der Formula-Diäten

Es steht außer Frage, dass die Formula-Diät – bei richtiger Anwendung – die sicherste und erfolgreichste Methode ist, um innerhalb kurzer Zeit viel an Gewicht zu verlieren. Gerade bei deutlichem Übergewicht (ab BMI 30) lässt sich eine Gewichtsabnahme von 20 kg oder mehr erreichen. Auch bei zusätzlichen Stoffwechselstörungen wie z.B. einer Zuckerkrankheit kann diese Diätform mit gutem Erfolg eingesetzt werden. Vorteilhaft ist weiterhin, dass sich diese Ernährung unter Alltagsbedingungen durchführen lässt und sehr einfach zu handhaben ist. Dementsprechend wird diese Diät von vielen Übergewichtigen gerne angenommen.

So gut der Gewichtserfolg im Einzelfall auch sein kann, man darf bei aller Begeisterung die Probleme nicht übersehen. Hauptnachteil ist, dass man bei dieser Therapie nicht lernt, sein Essverhalten zu ändern. Es ist viel einfacher, für kurze Zeit eine derart einseitige Kostform einzuhalten, als seine Alltagsernährung langfristig umzustellen. Hinzu kommt noch, dass dieses künstliche Hungern im Stoffwechsel Mechanismen in Gang setzt, die das Körpergewicht »verteidigen« und das verlorene Gewicht so schnell wie möglich zurückgewinnen wollen.

Formula-Diäten sind auch nicht für jeden geeignet und können mit verschiedenen Nebenwirkungen und Komplikationen einhergehen (siehe Seite 146). Um die Risiken möglichst niedrig zu halten, ist eine regelmäßige ärztliche Betreuung erforderlich.

Wir möchten vor allem ältere Übergewichtige und Übergewichtige mit zusätzlichen Krankheiten davor warnen, unüberlegt oder allzu gutgläubig eine solche Diät auszuprobieren.

Wegen der großen Rückfallgefahr wird heute von allen Experten empfohlen, solche Diäten nur in Verbindung mit Ernährungsberatung, verhaltenstherapeutischem Begleitprogramm und Intensivierung der körperlichen Bewegung durchzuführen. Damit lassen sich vor allem die Langzeitergebnisse verbessern. Doch selbst dann sind die Erfolge langfristig nicht überzeugend. Man kann ungefähr davon ausgehen, dass ein Jahr nach Beendigung einer Formula-Diät mindestens die Hälfte des abgehungerten Gewichts wieder »drauf« ist. Ohne begleitende verhaltenstherapeutische Unterstützung sind die Ergebnisse sogar wesentlich schlechter: Rund 80 % haben dann nach einem Jahr ihr Ausgangsgewicht wieder annähernd erreicht. Eine alleinige Formula-Diät ohne begleitende Maßnahmen wie Bewegungsprogramm und anschließende Einübung eines vernünftigeren Essverhaltens macht also wenig Sinn. Und Sie sollten sich darüber im Klaren sein, dass eine solche Diät immer nur der erste Schritt einer langfristigen Abnehm-Strategie sein kann.

Medikamente zum Abnehmen

Seit Einführung der ersten Appetitzügler vor mehr als 30 Jahren wird der Einsatz von Medikamenten zur Gewichtsabnahme immer wieder diskutiert. Die älteren Substanzen waren nur begrenzt wirksam und mit gefährlichen Nebenwirkungen belasstet. Die meisten dieser Medikamente sind längst aus dem Verkehr gezogen, sodass sie auf legalem Weg nicht mehr erhältlich sind.

Wenn man sich die heute angebotenen Schlankheitsmittel ansieht, so kann man zwei Gruppen unterscheiden. Die erste Gruppe umfasst die Medikamente, die vor ihrer Zulassung gründlich auf Wirksamkeit und Sicherheit geprüft wurden und nur nach ärztlicher Verordnung eingesetzt werden dürfen. Die zweite Gruppe fasst die sonstigen Schlankheitsmittel zusammen, die in Apotheken, Versandhandel etc. ohne Rezept erworben werden können und für die der Nachweis ihrer Wirksamkeit und Sicherheit fehlt. Im Folgenden wollen wir nur auf Medikamente aus der ersten Gruppe näher eingehen, weil nur deren Einsatz überhaupt vertretbar ist.

Als Erstes möchten wir Sie darüber aufklären, wann gewichtssenkende Medikamente – laut Arzneimittelzulassungsbehörden – überhaupt eingesetzt werden dürfen. Danach ist die Einnahme solcher Medikamente nur dann sinnvoll, wenn die Basistherapie ausgeschöpft wurde und damit nach einem drei- bis sechsmonatigen Versuch nicht wenigstens 5 kg Abnahme gelungen sind. Und beachten Sie bitte immer, dass gewichtssenkende Medikamente eine Ernährungsumstellung nicht ersetzen können und ohne Beibehaltung der Basistherapie kaum wirksam sind.

Für wen kommen gewichtssenkende Medikamente infrage?

- BMI über 30.
- Bei BMI 27–30 nur, wenn Begleitkomplikationen wie z. B. Typ-2-Diabetes oder Bluthochdruck vorliegen.

Wirkstoff Orlistat (Xenical^R)

Bei Xenical^R handelt es sich um eine Substanz, die aus bestimmten Bakterien gewonnen wird und die im Dünndarm fettverdauende Enzyme hemmt. Dadurch gelangen etwa 30 % weniger Nahrungsfette in unseren Körper und werden stattdessen über den Stuhl ausgeschieden. Je nachdem, wie viel Fett in der Nahrung enthalten ist, gehen damit pro Tag 200 bis 500 kcal verloren. Der zusätzliche – also medikamentenbedingte – Gewichtsverlust liegt bei maximaler Dosis in der Größenordnung von durchschnittlich 2 bis 4 kg. Zu beachten ist dabei aber, dass die einzelnen Menschen auf die Substanz sehr unterschiedlich ansprechen, d.h. einige nehmen deutlich mehr und andere gar nicht ab. Die Wirkung hängt stark von der Fettmenge im Essen ab. Wer sich fettreich ernährt, verliert stärker an Gewicht; wer ohnehin fettarm isst, muss sich mit deutlich weniger zufrieden geben.

Welche Nebenwirkungen treten auf?

Die unerwünschten Wirkungen betreffen allesamt den Darmbereich. In rund 50 % kommt es zu Fettstühlen, starkem Stuhldrang, Ölflecken in der Unterwäsche, Durchfällen, Blähungen bis hin zu Stuhlinkontinenz. Bei längerer Anwendung werden die Nebenwirkungen seltener, sicherlich auch, weil die Betroffenen stärker auf den Fettgehalt ihrer Mahlzeiten achten. In diesem Sinn besitzt Xenical^R eine erzieherische Wirkung, da die Nebenwirkungen mit der Menge an Nahrungsfett ebenfalls stärker oder schwächer werden. Manche müssen die Behandlung mit Xenical^R wegen dieser Nebenwirkungen abbrechen, die meisten Personen vertragen aber das Medikament auch über längere Zeiträume ganz gut.

Ein gewisses Problem stellt die Beobachtung dar, dass es in etwa 10 bis 15 % der Fälle zu einem Abfall der fettlöslichen Vitamine A, D, E und K kommt, da diese auch weniger vom Darm aufgenommen werden. Weil sich nicht vorhersagen lässt, wen dies trifft, sollten Sie eine Ernährung einhalten, die reichlich von diesen Vitaminen enthält. Dies ist gewährleistet, wenn Sie – wie im Kapitel Ernährung beschrieben – bei den Koch- und Streichfetten Pflanzenöle und Margarine bevorzugen. Auch bei sparsamer Verwendung erhalten Sie dann normalerweise genügend davon.

Wie lange darf man Xenical^R nehmen?

Xenical^R ist verschreibungspflichtig, d.h. Sie erhalten das Medikament nur gegen Rezept. Die Kosten werden von den Krankenkassen nicht erstattet. Die übliche Dosierung liegt bei 3 x 120 mg, eine Kapsel zu jeder

Hauptmahlzeit. Die Behandlungskosten für vier Wochen belaufen sich auf ca. 200 DM. Falls Sie sich für dieses Medikament entscheiden, empfehlen wir zunächst einen Behandlungsversuch über vier Wochen, um die Wirksamkeit zu prüfen. Bisher wurde Xenical^R über maximal zwei Jahre in klinischen Studien geprüft, sodass zumindest für diesen Zeitraum Erfahrungen vorliegen. Die Behandlungsdauer sollte daher zunächst zwei Jahre nicht überschreiten.

Die Herstellerfirma Roche bietet ein Begleitprogramm für die Therapie mit Xenical^R an, das vor allem auf die Verringerung der Fettaufnahme zielt, aber auch viele praktische Tipps zu mehr Bewegung, Verhaltensänderung und Strategien zum Langzeiterfolg enthält. Service-Telefonnummer: 0 40/30 37 92 30.

Wirkstoff Sibutramin (Reductil^R)

Reductil^R wirkt im Gehirn und löst dort zwei Reaktionen aus: Über eine Hemmung der Wiederaufnahme des Botenstoffes Serotonin in die Nervenendigungen kommt es zu einem rascheren und stärkeren Sättigungsgefühl und über die Hemmung der Wiederaufnahme von Noradrenalin, einem anderen Botenstoff, wird der Energieverbrauch etwas gesteigert. Über diese zwei Mechanismen wird das Energiegleichgewicht verändert mit dem Ergebnis, dass das Körpergewicht im Mittel um 3 bis 6 kg sinkt. Auch unter einer Therapie mit Reductil^R kann die Gewichtsabnahme sehr unterschiedlich ausfallen, ohne dass die Gründe dafür bekannt sind. Besonders gut scheinen Übergewichtige mit Esssucht darauf anzusprechen.

Welche Nebenwirkungen treten auf?

Bei den unerwünschten Wirkungen von Reductil^R stehen Mundtrockenheit und Neigung zu Verstopfung im Vordergrund. Häufiger werden auch Schlafstörungen, Schwindel und Übelkeit angegeben. Etwa 20 % der Einnehmer klagen über solche Beschwerden. Mit zunehmender Behandlungsdauer nehmen diese Nebenwirkungen ab oder werden besser toleriert. Insgesamt gilt daher die Substanz als gut verträglich. Ein besonderes Problem von Reductil^R ist, dass infolge der Beeinflussung von Noradrenalin der Puls um durchschnittlich drei bis vier Schläge pro Minute ansteigt. Daneben beobachtet man auch einen geringen Blutdruckanstieg um 2 bis 3 mmHg, in Einzelfällen kann er sogar deutlich mehr betragen. Im Verlauf der Gewichtsabnahme sinken allerdings Pulsschlag und Blutdruck unter das Ausgangsniveau ab. Dennoch darf Reductil^R bei Übergewichtigen mit bekannten Herzrhythmusstörungen, Herzinfarkt oder Angina pectoris sowie hohem Blutdruck (über 145/90 mmHg) nicht eingesetzt werden. In einigen wenigen Fällen sind gefährliche Blutdruckentgleisungen bekannt geworden. Dabei handelte es sich allerdings um Patienten, die das Medikament aufgrund eines unkontrollierten Bluthochdrucks nicht hätten bekommen dürfen. Ein Rest Unsicherheit verbleibt, was mögliche negative Langzeitwirkungen auf den Gehirnstoffwechsel anbetrifft. Bisher gibt es dafür keinerlei Hinweise. Bei Übergewichtigen mit mildem oder gut eingestelltem Bluthochdruck bzw. bei Diabetikern liegen inzwischen auch ungünstige Erfahrungen vor.

Wie lange darf man Reductil® nehmen?

Reductil® wird als 10- und als 15-mg-Kapsel angeboten, die einzeln am Tag eingenommen wird. Man sollte mit der 10-mg-Kapsel beginnen und kann bei guter Verträglichkeit auf 15 mg steigern. Eine höhere Dosierung verstärkt nur die Nebenwirkungen. Das Medikament ist ebenfalls verschreibungspflichtig, die Kosten werden aber von den Krankenkassen nicht übernommen. Eine 4-Wochen-Packung von 10 mg Reductil® kostet ca. 130 DM, die gleiche Packungsgröße der 15-mg-Kapsel ca. 150 DM. Die Tablette wird morgens zum Frühstück mit etwas Flüssigkeit eingenommen.

Die Herstellerfirma Knoll stellt Übergewichtigen interessantes Informationsmaterial für die Behandlung mit Reductil® kostenlos zur Verfügung. Dort finden Sie wertvolle Tipps zur richtigen Ernährung und Bewegung sowie zur Aufrechterhaltung des Gewichtserfolgs. Service Telefonnummer: 06 21/5 94 34 34.

Fazit und Ausblick

Bisher liegen für beide Medikamente Erfahrungen aus klinischen Studien über eine bis zu zweijährige Behandlung vor, sodass ein längerer Einsatz derzeit nicht empfohlen werden kann. Reductil® und Xenical® senken das Gewicht nach einem Jahr um ca. 10 kg. Die Praxis zeigt, dass auch eine kurzfristige Gabe sinnvoll sein kann. Für Reductil® wurde gezeigt, dass durch eine »Intervallbehandlung« über jeweils drei Monate mit Pausen dazwischen eine gleich gute Gewichtssenkung möglich ist wie bei Dauereinsatz. Um nach der Phase der Gewichtsabnahme das neue Gewicht zu halten, kommen die meisten Patienten ebenfalls mit niedrigeren Dosierungen aus, z.B. Xenical® nur einmal täglich oder Reductil® nur alle zwei bis drei Tage. Ein vollständiges Absetzen beider Medikamente führt mehr oder weniger schnell zum Wiederanstieg des Körpergewichts, was auch nicht anders zu erwarten ist.

Derzeit ist eine Reihe weiterer Substanzen in der klinischen Prüfung, die eine Gewichtsabnahme medikamentös unterstützen sollen. Es lässt sich kaum absehen, welche dieser Substanzen tatsächlich für Übergewichtige geeignet ist:

- Ecopipam ist eine Substanz, die im Gehirn ansetzt und dort die Wirkung des Botenstoffes Dopamin beeinflusst. Sie wird derzeit in großen klinischen Studien geprüft.
- Leptin ist das neu entdeckte Sattheitshormon, das in Fettzellen gebildet wird. Erste Studien beim Menschen verliefen eher enttäuschend, sodass derzeit versucht wird, Substanzen zu entwickeln, die eine leptinähnliche Wirkung haben, also im Gehirn über die Stimulierung von Leptinrezeptoren ein Sattheitsgefühl erzeugen.
- Opiramat ist ein bereits für die Epilepsiebehandlung zugelassenes Medikament, das möglicherweise auch eine stärkere Gewichtssenkung bewirken kann. Es wird derzeit auf seine Eignung als Medikament zur Unterstützung der Gewichtsabnahme getestet.

Chirurgische Verfahren

Die wichtigste Voraussetzung für eine chirurgische Behandlung ist ein wirklich extremes Übergewicht. Eine solche Operation sollte erst ab einem BMI von 40 oder frühestens ab einem BMI von 35 mit schweren Begleiterkrankungen erwogen werden. Außerdem muss die Basis-Behandlung (Ernährungsumstellung, Bewegung) ausgeschöpft, d. h. eine stabile Senkung des Übergewichts um wenigstens ein Drittel nicht gelungen sein. Der Patient muss bereit sein, nach der Operation die gebotenen Ernährungsrichtlinien einzuhalten. Ohne Mitarbeit des Patienten ist auch nach einer Magenverkleinerung kein Erfolg zu erwarten. Der Patient muss außerdem seelisch ausgeglichen und stabil genug sein, um diese »einschneidende« Therapie und die damit verbundene Veränderung des eigenen Körperbildes langfristig zu verkraften. Aus diesem Grund kommt eine operative Behandlung des Übergewichts für Menschen mit psychischen Erkrankungen wie z.B. Schizophrenie oder Depression nicht infrage. Der Eingriff sollte auch nicht bei Personen durchgeführt werden, die im Grunde nicht gewillt sind, ihre Lebensweise zu ändern und die Verantwortung für die eigene Gesundheit zu übernehmen. Kinder und

Jugendliche, die sich noch im Wachstum befinden, und Übergewichtige im höheren Lebensalter scheiden ebenso aus. Die obere Altersgrenze liegt je nach gesundheitlicher Verfassung zwischen 50 und 60 Jahren. Im Durchschnitt sind die Übergewichtigen, die sich solchen Eingriffen unterziehen, etwa 40 Jahre alt (zwischen 20 und etwa 55 Jahre). Der chirurgische Eingriff ist oft die einzige Möglichkeit, um eine größere Gewichtsabnahme von bis zu 50 kg zu erreichen.

Operation nur bei kalkulierbarem Risiko

Selbstverständlich muss der Gesundheitszustand so stabil sein, dass die Operation bzw. Narkose mit kalkulierbarem Risiko durchgeführt werden kann. Liegt z.B. eine schwere Herzschwäche (Herzinsuffizienz) oder eine schwere Atemnot vor, so kann dies bedeuten, dass die Operation ganz unterbleiben oder zunächst eine Gewichtsabnahme von vielleicht 10 oder 20 kg durch Ernährungsmaßnahmen erreicht werden muss. Erst wenn sich der körperliche Zustand ausreichend gebessert hat, kann die Operation erfolgen.

Wichtig ist vielleicht auch noch der Hinweis, dass Übergewichtige mit Begleiterkrankungen heute eher großzügig operiert werden, weil sie davon am ehesten profitieren. So können z.B. übergewichtige Diabetiker davon ausgehen, dass sich ihre Zuckerkrankheit nach einer starken Gewichtsabnahme dramatisch bessert. Ähnliches wird bei Menschen mit Angina pectoris beobachtet.

Welche chirurgischen Verfahren stehen zur Verfügung?

Die heute empfohlenen Verfahren beschränken sich ausnahmslos auf eine Verkleinerung bzw. Ausschaltung des Magens. Die früher praktizierte Dünndarmverkürzung wurde wegen ihrer Nebenwirkungen bereits vor Jahren endgültig aufgegeben. Durch die Magenverkleinerung wird eine übermäßige Nahrungsaufnahme verhindert und damit eine Gewichtsabnahme erreicht. Methode der Wahl zur Magenverkleinerung ist heute die Anlage eines anpassbaren Magenbandes.

Anpassbares Magenband

Diese Technik wurde in den letzten zehn Jahren in Deutschland eingeführt und weiterentwickelt. Dabei wird ein unzerreißbares Silikonband wie ein Gürtel um den obersten Teil des Magens gelegt und so fixiert, dass eine starke Einschnürung mit maximal 12 mm Durchlass entsteht. Damit bildet sich ein kleiner Vormagen, der nicht mehr als 30 ml fassen darf, sich allerdings mit der Zeit etwas ausdehnt (Abb. 8). Nun können nur noch kleinere, gut gekaute Nahrungsmengen verzehrt werden. Wird mehr gegessen, fehlt der Platz und das Zuviel an Nahrung wird unweigerlich erbrochen. Ansonsten durchläuft die Nahrung den üblichen Verdauungsweg durch Restmagen, Zwölffingerdarm, Dünndarm und schließlich Dickdarm. Auch die Funktion des Magens bleibt, was die Beweglichkeit und Freisetzung von Magensäure und Hormonen betrifft, unverändert.

Das Silikonband ist innen hohl, also wie ein Schlauch. Es ist mit einem so genannten Port verbunden, der unter die Bauchhaut platziert wird. Über den Port kann Flüssigkeit in den Schlauch eingegeben oder abgesaugt werden, sodass damit die Weite des Durchlasses verändert werden kann. Der Vorteil besteht darin, dass die Gewöhnung an kleine Portionen nach der Operation durch eine größere Öffnung erleichtert werden kann. Später wird der Durchlass enger gestellt. Je nach Gewichtsverlauf kann die Öffnung individuell angepasst werden.

Das eigentlich Attraktive an diesem Verfahren ist jedoch, dass das Band laparoskopisch angelegt werden kann, d.h. ein großer Bauchschnitt ist nicht länger nötig. Es sind nur noch kleine Schnitte in der Bauchhaut notwendig, über die das langstielige Operationsbesteck eingeführt und das Band angenäht wird. Beim geübten Chirurgen dauert der gesamte Eingriff nur etwa 45 Minuten, der Patient kann bereits nach drei bis fünf Tagen die Klinik verlassen.

Das laparoskopische »Gastric Banding« ist heute eindeutig zum bevorzugten Verfahren der Adipositas-Chirurgie geworden. Über 90 % der Eingriffe erfolgen nach dieser Technik.

Vertikale Gastroplastik

Dieser Eingriff erfordert einen großen Bauchschnitt. Ab der Einmündung der Speiseröhre in den Magen wird durch einen »Abnäher« ein künstlicher Minimagen angelegt. Am Ausgang des Minimagens wird ein stabiles Kunststoffband eingenäht, das eine Öffnung von 12 mm Durchmesser belässt. Der Minimagen darf maximal 50 bis 60 ml fassen (siehe Abb. 8). Ähnlich wie die laparoskopische Magenbandtechnik lässt die Füllung des Minimagens durch kleine Essensmengen bereits ein Sättigungsgefühl entstehen. Die Funktion des Restmagens bleibt im Wesentlichen unbe-

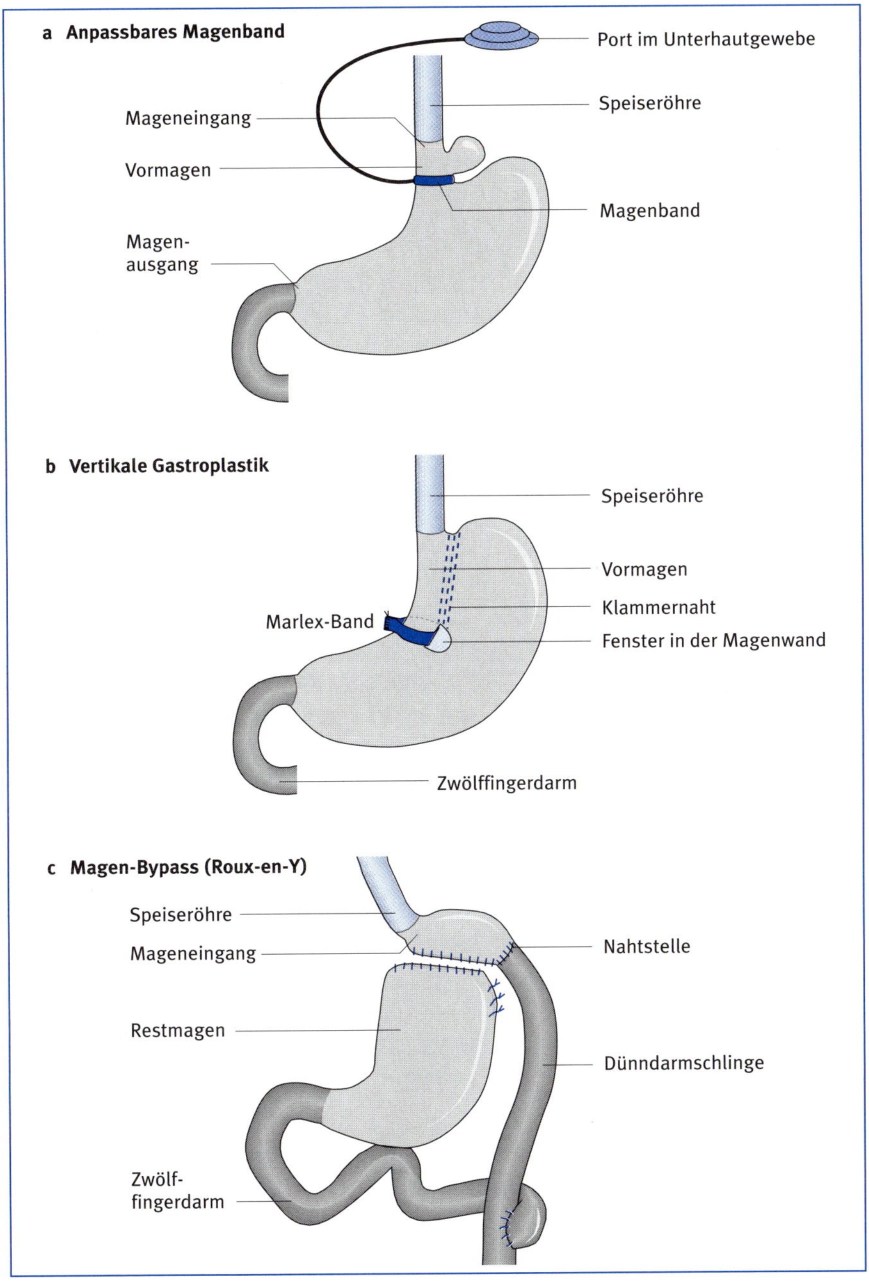

Abb. 8: a Anpassbares Magenband und Funktionsweise, mit Port; b Vertikale Gastroplastik; c Magen-Bypass (nach Prof. B. Hüsemann, Düsseldorf)

einträchtigt. Diese Methode wird in Deutschland meist nur dann eingesetzt, wenn ein laparoskopisches »Gastric Banding« nicht möglich ist oder nicht gelingt.

Magen-Bypass

Diese Methode der Magenverkleinerung wird hauptsächlich noch in den USA angewandt. Hier wird der Magen kurz nach Einmündung der Speiseröhre in horizontaler Richtung zugenäht. Es besteht keine Verbindung zum Hauptmagen. Um die Nahrung weiterzuleiten, wird ein Teil des Dünndarms mit dem Mageneingang verbunden. Die Nahrung gelangt dann über diesen Kurzschluss (»Bypass«) direkt in den Dünndarm und kann dann normal weiterverarbeitet werden (siehe Abb. 8). Diese Methode stellt den stärksten Eingriff in den Verdauungstrakt dar, bietet aber den Vorteil, dass die Gewichtsabnahme am stärksten ist und die längsten Nachbeobachtungszeiten vorliegen (20 Jahre und mehr). Diese Technik wird aber wie die vertikale Gastroplastik wahrscheinlich weiter an Bedeutung verlieren und nur noch in besonderen Fällen zur Anwendung kommen.

Wie sind die Erfolge zu beurteilen?

Die operative Magenverkleinerung zeigt sehr beeindruckende Ergebnisse. Im ersten Jahr nach dem Eingriff kann man bereits eine durchschnittliche Gewichtsabnahme von ca. 30 kg feststellen. Dieser Erfolg ist meist von Dauer, selbst fünf und zehn Jahre nach dem Eingriff ist das Gewicht im Vergleich zum Ausgangsgewicht noch um durchschnittlich 20 bis 25 kg verringert. Die Gewichtsverläufe sind nicht immer einheitlich. So nehmen einige in den ersten Jahren am stärksten ab und dann wieder etwas zu, andere nehmen anfangs nur langsam ab und erreichen erst nach fünf Jahren ihr niedrigstes Gewicht. Nach der Operation dauert es erfahrungsgemäß einige Monate, bis sich die Patienten umgestellt und an die neue Ernährungsweise gewöhnt haben. Das anfangs so lästige Erbrechen verschwindet dann meist völlig. Es steht außer Frage, dass sich mit keiner anderen Methode ein ähnlich gutes Ergebnis erzielen lässt.

Auch bei der operativen Magenverkleinerung gibt es »Therapieversager«, bei denen keine befriedigende Gewichtsabnahme erreicht wird. Die Betreffenden unterlaufen den Therapieerfolg, indem sie Kalorien in flüssiger Form zu sich nehmen. Manchmal werden Riesenmengen von zuckerhaltigen »Soft-Drinks« wie Cola, Mixgetränke, Fruchtsäfte, Limonaden, Alkohol, aber auch größere Portionen von breiigen Speisen oder flüssig gemachter Schokolade zugeführt. Das macht natürlich jede Gewichtsabnahme zunichte.

In allen anderen Fällen wirkt sich die Gewichtssenkung eindrucksvoll auf die Gesundheitssituation aus. Viele übergewichtsbedingte Beschwerden und Risikofaktoren bessern sich merklich oder verschwinden ganz. In vielen Fällen normalisieren sich Blutdruck, Blutzucker und Blutfette vollständig. Herz und Gelenke werden erheblich entlastet. Die Betroffenen werden beweglicher und können sich wieder sportlich betätigen. Die seelische Verfassung verändert sich deutlich ins Positive, manche fühlen sich sogar wie »neugeboren«. Damit steigt die Lebensqualität und die meisten haben erstmalig das Gefühl, ihr Gewichtsproblem in den Griff zu bekommen.

Welche Komplikationen können auftreten?

Auch hier wollen wir nichts verschweigen und nichts beschönigen. Natürlich ist jeder Eingriff in den Organismus mit einem Risiko behaftet. Die häufigsten Komplikationen beim anpassbaren Magenband sind chirurgische Probleme wie Fehlanlage des Bandes (5 bis 10 %). Die häufigsten Komplikationen bei der vertikalen Gastroplastik sind Wundheilungsstörungen (5 bis 10 %) und Lungenentzündungen (bis zu 5 %). Ein weiteres, wenn auch geringeres Risiko stellen Thrombosen (1 bis 2 %) und Lungenembolien (0,5 bis 1 %) dar.

Das Sterberisiko während und nach der Operation liegt bei erfahrenen Chirurgen unter 0,5 %. Dabei darf aber nicht vergessen werden, dass die Lebenserwartung bei extremem Übergewicht ohne Therapie deutlich reduziert ist.

Typische Spätfolgen des Magenbandes sind ein Verrutschen oder sogar ein Durchwandern des Bandes, so dass eine Nachoperation notwendig sein kann. Beim Magen-Bypass muss insgesamt etwas häufiger mit Komplikationen, insbesondere mit Verdauungsstörungen sowie Nährstoff- und Vitaminmangel, gerechnet werden.

Nach einer Magen-Bypass-Operation kann die Aufnahme von Medikamenten wie z.B. der Antibabypille nicht mehr gewährleistet sein. Man sollte deshalb auf andere Verhütungsmethoden ausweichen. Nach einer solchen Operation sollte man ohnehin einige Zeit verstreichen lassen, bevor man eventuell an eine Schwangerschaft denkt. Solche speziellen Fragen sollten am besten mit dem betreuenden Arzt besprochen werden.

Vor allem bei älteren Patienten entwickelt sich nach einer größeren Gewichtsabnahme eine schlaff herabhängende Bauchdecke (»Fettschürze«), die als sehr störend empfunden werden kann. Die überschüssige Haut lässt sich jedoch operativ entfernen und die Wundränder werden so angeglichen, dass der Eingriff kaum erkennbar ist. Diese Operation sollte aber erst dann vorgenommen werden, wenn sich ein stabiles neues Gewicht eingestellt hat, also frühestens ein bis zwei Jahre nach der Erstoperation.

Andere chirurgische Verfahren

In den Massenmedien wird regelmäßig von operativer Fettentfernung und anderen heroischen Eingriffen zur Gewichtsreduktion berichtet. Dazu nur so viel: Es ist aus verschiedenen Gründen äußerst problematisch, größere Mengen an Fettgewebe chirurgisch zu entfernen. Wenn Sie dann Ihr Ernährungsverhalten nicht ändern, ist damit ohnehin kein dauerhafter Erfolg möglich, weil sofort neues Fettgewebe gebildet wird, sobald Sie sich weiter zu viele überschüssige Kalorien einverleiben.

Wir wollen hier nur die Fettsaugung (Liposuktion) erwähnen, mit der plastische Chirurgen kleine Fettgewebspolster mühelos entfernen können. Dabei wird nach einem kleinen Hautschnitt eine dünne Kanüle ins Unterhautfettgewebe geschoben. Nach Fettgewebsverflüssigung mit einer enzymhaltigen Lösung können dann kleinere Fettgewebsstückchen abgesaugt werden. Auf diese Weise können aber pro Sitzung nur maximal 1 bis 2 Liter Fettgewebe entfernt werden. Infolge der Verletzung kleiner Blutgefäße ist bereits bei solchen Mengen ein stärkerer Blutverlust zu befürchten. Wundinfektionen sind glücklicherweise selten. Daneben können weitere Probleme auftreten bis hin zu Fettembolien als gefährlichster Komplikation. Die Fettsaugung ist deshalb nur als kosmetischer Eingriff bei örtlichen Fettpolstern, z.B. bei »Reithosenspeck«, sinnvoll. Zur Behandlung von Übergewicht ist dieses Verfahren aber ungeeignet.

Auf Dauer schlank bleiben

Noch schwieriger als Gewicht abzunehmen ist es, nach einer erfolgreichen Gewichtsabnahme auf Dauer schlank zu bleiben. Leider muss man zugeben, dass die Rückfallquote bei allen Verfahren – mit Ausnahme der chirurgischen Magenverkleinerung – unerfreulich hoch ist. Je nachdem, welche Methode angewandt und wann nachuntersucht wird, liegt die Rückfallquote zwischen 50 und 95%. Auch bei sehr erfahrenen Übergewichtsspezialisten können im Durchschnitt nur 15 bis 20% der Betroffenen das reduzierte Körpergewicht auf längere Sicht halten.

Die Gründe für diese enttäuschenden Ergebnisse sind vielfältig und sollen nachfolgend kurz genannt werden.

Durch die Gewichtsabnahme kommt es auch zu einer Abnahme des Energieverbrauchs. Das bedeutet, dass Ihr Körper jetzt weniger Kalorien benötigt, um sein Gewicht zu halten. Wenn Sie 10 kg abnehmen, geht Ihr Energieverbrauch schätzungsweise um 300 bis 500 Kalorien zurück, d.h. dass Sie Ihr neues Gewicht nur halten können, wenn Sie auf Dauer 300 bis 500 Kalorien weniger essen als vorher. Wer dagegen wieder in seine alten Essgewohnheiten und Essensmengen zurückfällt, muss zwangsläufig aufs Neue zunehmen.

Nichts ist schwieriger, als sein Verhalten zu ändern. Unser Essverhalten ist das Ergebnis eines jahrzehntelangen Lern- und Prägungsprozesses, das uns völlig in »Fleisch und Blut« übergegangen ist. Solche Verhaltensmuster zu ändern, kostet große Mühen und ist eine langwierige Angelegenheit, die sehr viel Motivation und Geduld erfordert. Sie sollten sich dies einmal ganz bewußt vor Augen führen

Nur nicht nachgeben!

Essen hat in unserem Leben eine Bedeutung, die weit über die reine Energiezufuhr hinausgeht. Essen spielt nicht nur im gesellschaftlichen Leben und Miteinander eine wichtige Rolle, sondern hat auch eine besondere Funktion für unser seelisches Gleichgewicht und Wohlbefinden. Wir sind gewohnt und haben es geradezu gelernt, unangenehme Gefühle durch Essen oder Trinken abzureagieren. Es ist dann schwierig, diesen Automatismus zu durchbrechen.

Der Wiederanstieg des Körpergewichts geschieht meist schleichend, ja unbemerkt. Typischerweise nimmt man zu Beginn einer Diät zunächst gut ab. Man ist hoch motiviert und will schließlich einen raschen Erfolg sehen. Selbst wenn dies gelingt, erlahmt der Kampfgeist in den meisten Fällen nach einiger Zeit. Es wird nicht mehr so streng auf das Essen geachtet, man hält den Verführungen, denen man tagtäglich ausgesetzt ist, nicht mehr so konsequent stand. Zunächst unmerklich, dann aber immer deutlicher und schließlich unübersehbar beginnt das Gewicht wieder zu steigen. Leider fehlt gerade in dieser Situation oft die Kraft, sich dagegen zur Wehr zu setzen. Die Energiereserven sind bereits durch die vorangegangenen Bemühungen, Gewicht abzunehmen, aufgebraucht. Schnell entsteht ein Gefühl der Gleichgültigkeit und man verfällt wieder in den alten Trott. So oder ähnlich können auch gut geplante Behandlungsversuche enden.

Lässt sich ein solcher Rückfall vermeiden und wenn ja, auf welche Weise? Wenn man sich der Gefahr bewusst ist und wirklich eine langfristige Gewichtsabnahme will, kann man sich durchaus erfolgreich auf dieses Problem einstellen.

Den Rückfall vermeiden

Kennen Sie Ihre persönlichen Schwachpunkte? Vielleicht sind sie Ihnen schon lange bewusst. Oder verschließen Sie immer wieder die Augen, wenn es um die Ursachensuche geht? Wir haben Ihnen im Folgenden einige typische Situationen zusammengestellt, die bei den meisten Rückfällen eine Rolle spielen. Versuchen Sie, diese oder andere Punkte genau unter die Lupe zu nehmen und sich durch geeignete Gegenstrategien vor dem Rückfall zu schützen.

- Sie lassen sich bei Geschäftsessen, Einladungen etc. zu oft zum Schlemmen verführen.
- Sie essen zu viele Snacks oder Süßigkeiten zwischendurch und achten nicht mehr auf Ihren persönlichen Ernährungsplan.
- Sie vernachlässigen Ihre körperliche Bewegung mit den üblichen Ausreden vom schlechten Wetter, fehlender Zeit usw.
- Sie sind an der Schwelle zu einem neuen Lebensabschnitt, z.B. neuer Arbeitsplatz, Familiengründung oder Trennung vom Partner. Die Umstellung auf die neue Situation fordert Ihre ganze Kraft, dabei geht das neu erlernte Essverhalten wieder verloren.
- Plötzliche finanzielle Sorgen, Konflikte in der Familie bzw. Partnerschaft, berufliche Schwierigkeiten oder andere Probleme tauchen unvermittelt auf und setzen Ihnen zu.

Solche Belastungen können leicht dazu führen, dass Sie die richtige Ernährung und den aktiveren Lebensstil vernachlässigen oder wieder aufgeben.

Wenn Sie Ihre Schwierigkeiten erkannt haben, sollten Sie sich überlegen, was Sie tun können, um Ihr Gewichtsproblem im Griff zu behalten bzw. die Kontrolle über Ihr Essverhalten wieder zurückzugewinnen. Die folgenden Tipps können Ihnen in einer solchen Krisensituation helfen.

Wenn der Kampfgeist erlahmt

- Sprechen Sie offen mit Ihrem Arzt, Ihrer Diätassistentin oder Menschen Ihres Vertrauens (Leidensgenossen, Freunde) über dieses Problem.
- Versuchen Sie, selbst Lösungsmöglichkeiten zu finden, die für Sie umsetzbar und alltagstauglich sind.
- Setzen Sie diese neue Strategie so rasch wie möglich in die Tat um.
- Setzen Sie sich absichtlich typischen »Stresssituationen« aus und üben Sie, wie Sie diese am besten bewältigen können.
- Trainieren Sie solche »Erste-Hilfe-Maßnahmen« in regelmäßigen Abständen.
- Stellen Sie sicher, dass Sie gerade in solchen Krisensituationen die Unterstützung Ihres Partners oder Ihrer Freunde erhalten.

Kreativer Umgang mit der »Krise«

Viele kennen diese Situation: Seit Wochen wird am Gewicht gearbeitet und man hat sogar schon einiges an Gewicht abgenommen, doch plötzlich bewegt sich die Anzeige der Waage nicht mehr. Es geht nicht mehr weiter runter, obwohl Sie sich wirklich bemühen, Ihren Ernährungsplan einzuhalten und sich mehr körperlich zu betätigen.

Kein Wunder! Aufgrund seiner jahrtausendelangen Erfahrungen im Überlebenskampf ist der menschliche Körper so programmiert, dass er beim Fasten alle Register zieht, um seinen Energieverlust möglichst gering zu halten und eine größere Gewichtsabnahme zu vermeiden. Es werden weniger Kalorien als sonst verbraucht, da einerseits der Stoffwechsel gedrosselt ist und andererseits der Grundumsatz infolge des Abbaus an Muskelmasse zurückgeht. Wegen der geringeren Nahrungsaufnahme muss der Körper außerdem weniger Verdauungsarbeit leisten. Selbst bei gleich bleibender Kalorienaufnahme fällt dann die Gewichtsabnahme zunehmend schwerer. Manchmal schleichen sich aber auch kleine Fehler ein und lassen die Gewichtsabnahme ebenfalls ins Stocken geraten. Diese Phasen, in denen die Gewichtsabnahme stagniert, treten meist schon nach wenigen Wochen auf.

Die psychologischen Auswirkungen dieser »Energiesparmechanismen« können fatal sein und verständlicherweise manchen fast zur Verzweiflung bringen. Viele glauben dann, versagt zu haben, geben sich selbst die Schuld für dieses »Scheitern« und sind dementsprechend enttäuscht und niedergeschlagen. In Wirklichkeit ist das Langsamerwerden der Gewichtsabnahme eher ein normaler Vorgang auf dem steinigen Weg zu einem niedrigeren Körpergewicht. Es ist daher ganz wichtig, dass Sie diese Phase nicht als persönlichen Misserfolg betrachten. Für nicht wenige wird diese Krisensituation aber zum Wendepunkt, an dem sie »alles hinwerfen«, nach dem Motto »Es hat eh keinen Sinn, da kann ich ja gleich aufhören«. Eine solche Reaktion wäre falsch und würde den vorangegangenen Gewichtserfolg zunichte machen.

So bewältigen Sie die Krise

Klären Sie zunächst, ob die Fehler bei Ihnen liegen, denn dann sind sie mit entsprechender Mühe vermeidbar: Haben Sie Ernährungsfehler gemacht? Die Bewegung zu sehr vernachlässigt? Auch wenn dies zutrifft: Sie sollten sich keine Vorwürfe machen, es hat auch nichts mit »Versagen« zu tun. Jeder macht mal Fehler, sündigt ein bisschen. Es ist durchaus normal, einen »Fahrplan« nicht immer hundertprozentig einzuhalten. Das Wesentliche aber ist, dass »der Zug nicht stehen bleibt oder gar entgleist«, sondern trotz Verzögerungen weiterfährt und im Ziel ankommt. Also verzeihen Sie sich Ihren Ausrutscher großzügig. Versuchen Sie aber, Ihren Fahrplan besser einzuhalten, und lassen Sie sich nicht von Ihrem Ziel abbringen.

In einer solchen Situation können Sie natürlich auch überlegen, ob es Zeit für eine Pause ist. Sie haben eine wichtige Etappe geschafft, gut Gewicht verloren, warum nicht erst mal pausieren? Halten Sie an Ihren geänderten Essgewohnheiten fest und versuchen Sie, die Gewichtskurve nicht wieder nach oben klettern zu lassen. Und wenn es doch passiert? Dann verzagen Sie nicht gleich; es wird bestimmt der Zeitpunkt kommen, an dem Sie wieder stärker motiviert sind, Ihr Gewicht in den Griff zu bekommen. Vor allem wenn zusätzliche Probleme auftreten, seien diese beruflicher, finanzieller oder familiärer Art, ist die Beachtung der neuen Ernährungs- und Lebensgewohnheiten wesentlich schwieriger. Es hat dann wenig Sinn, eine weitere Gewichtsabnahme erzwingen zu wollen. Legen Sie stattdessen eine kleine Pause ein, bis Sie wieder neue Kraft geschöpft haben, um mit der Gewichtsabnahme weiterzumachen.

Können Sie die beiden eingangs gestellten Fragen mit einem Nein beantworten, so drängt sich eine andere Überlegung auf: Da Ihr Gewicht jetzt niedriger ist, benötigt Ihr Körper weniger Kalorien als zuvor, um den Energiebedarf zu decken. Sie haben bis heute mit einer bestimmten Nahrungsmenge abgenommen, weil Ihr Körper wegen des zuvor höheren Gewichts auch mehr Energie verbraucht hatte. Wenn Sie weiter abnehmen wollen, müssen Sie Ihre Nahrungsmenge noch stärker einschränken. Sie können ersatzweise auch versuchen, Ihre körperliche Bewegung zu steigern. Mit den bereits verlorenen Pfunden dürfte Ihnen dies leichter fallen.

Ein letztes Erfolgsrezept:
Wer sein Gewicht immer noch nicht erfolgreich halten kann, sollte folgendes versuchen: Halten Sie jede Woche einen Fastentag ein, z. B. jeden Montag. An diesem Tag können Sie entweder eine Formula-Diät mit 600 bis 750 kcal bei reichlicher Trinkmenge durchführen oder einfach nur gekochtes Gemüse in beliebiger Menge mit 1 bis 2 Bechern Magerjoghurt vorsehen (»Gemüsetag«). Nach unserer Erfahrung kann ein solcher Fastentag gut helfen, Fehler »auszubügeln« und das Gewicht stabil zu halten.

Langfristige Nachbetreuung zahlt sich aus
Eine wichtige Hilfe, um Rückfälle zu vermeiden, ist eine langfristige Betreuung durch Ihren behandelnden Arzt, Psychologen oder durch Ihre Therapiegruppe. Halten Sie auch nach Beendigung der Abnahmephase den Kontakt zu Ihren Therapeuten aufrecht. Sie können auch telefonieren oder sich hin und wieder nur brieflich melden, auf jeden Fall sind Ihre Erfolgschancen dann wesentlich größer.

Kommerzielle Gewichtsreduktionsprogramme

Im Folgenden wollen wir Ihnen einige Programme vorstellen, die in Deutschland weit verbreitet sind und bei richtiger Auswahl und Anwendung durchaus empfohlen werden können.

Weight Watchers

Programm: Kalorienreduzierte Ernährung (1100 bis 1300 Kalorien/Tag ausgewogene Mischkost) und Änderung des Essverhaltens. 3-Phasen-Konzept aus Abnahme-, Erhaltungsphase und Dauermitgliedschaft. Gruppen von 8 bis 12 Personen mit Gruppenleiter/in (erfolgreicher früherer Teilnehmer/in mit Zusatzausbildung). Wöchentliche Treffen, tägliches Essprotokoll.

Kosten: Einmalige Aufnahmegebühr von DM 30,–, dann Wochengebühr von DM 16,–, nach Erreichen und Stabilisieren des Zielgewichts kostenlose Dauermitgliedschaft.

Für wen geeignet? Leicht bis mäßig Übergewichtige mit BMI zwischen 25 und 35 ohne zusätzliche Gesundheitsprobleme.

Ergebnisse: Nach Eigenangaben durchschnittliche Dauer der Mitgliedschaft 13 Wochen, dabei mittlere Gewichtsabnahme von 6,4 kg. Hohe Abbruchrate. Bei Dauermitgliedern mittlerer Gewichtsverlust von 12,7 kg.

Vorteile: Ausgewogene, abwechslungsreiche Ernährung, auch auf Dauer günstig. Gruppe motiviert und unterstützt bei vielen eine Gewichtsabnahme. Im Alltag problemlos durchführbar.

Nachteile: Gruppenzwang für viele Übergewichtige unangenehm. Bedeutung der körperlichen Bewegung zu wenig berücksichtigt. Medizinische Betreuung weder gefordert noch verfügbar.

Bewertung: Die Weight Watchers-Programme sind bewährte, alltagstaugliche Konzepte für mäßig Übergewichtige ohne Begleiterkrankungen, die kein Problem haben, regelmäßig an Gruppensitzungen teilzunehmen. Langzeiterfolg mäßig und schlecht belegt.

Kontakt-Adresse: Weight Watchers Deutschland GmbH, Uhlandstr. 9, 40237 Düsseldorf, Service-Telefonnummer: 0 18 02/23 45 64.

Optifast52-Programm

Derzeit rund 35 Therapiezentren in größeren Städten.

Programm: Mehrphasiges Programm in Gruppen von 12 bis 15 Teilnehmern. Nach einwöchiger Vorbereitungsphase mit medizinischer und psychologischer Voruntersuchung wird die Eignung überprüft. Dann 12-wöchige Fastenphase mit Formula-Diät (800 kcal/Tag), gleichzeitig ärztliche Betreuung und regelmäßige Gruppensitzungen. In der nachfolgenden Umstellungs- und Stabilisierungsphase (insgesamt 39 Wochen) verhaltenstherapeutisch orientierte Betreuung.

Kosten: Die Kosten belaufen sich auf DM 5500,–. Verschiedene Krankenkassen übernehmen nach Antragstellung und Prüfung einen Teil davon

(50 bis 75%). Die Kosten für das Eiweißpulver müssen selbst getragen werden, da Ausgaben für die normale Ernährung entfallen.

Für wen geeignet? Ausschließlich für Personen mit BMI über 30. Aufgrund der intensiven Betreuung auch für Übergewichtige mit Begleit- und Folgeerkrankungen geeignet.

Ergebnisse: Nach Eigenangaben mittlere Gewichtsabnahme von 20 bis 25 kg nach 52 Wochen bei niedriger Aussteigerquote (10 bis 20%). 1 Jahr nach Beendigung Wiederzunahme in der Größenordnung von 40 bis 60% des Gewichtsverlusts. Ca. 20% halten das Gewicht über 1 bis 3 Jahre.

Vorteile: Sehr gute und sichere Gewichtsabnahme unter regelmäßiger Betreuung durch ein Expertenteam. Gute Kombination von Ernährungs-, Verhaltens- und Bewegungstherapie. Umfangreiches Begleitmaterial.

Nachteile: Zu wenig flexibel, individuelle Situation wird nicht ausreichend berücksichtigt. Oft weite Anfahrtswege.

Bewertung: Ausgereiftes, umfassendes Behandlungskonzept für stark Übergewichtige mit entsprechenden Gesundheitsstörungen. Weiterhin das beste kommerzielle Programm für diesen Personenkreis. Berücksichtigt allerdings die individuellen Besonderheiten zu wenig.

Kontakt-Adresse: Novartis Nutrition GmbH, Zielstattstr. 40, 81379 München, Service-Telefonnummer: 0 89/7 87 76 50, Internet: http://www.optifast.de

BCM-Diätprogramm

Das BCM-Programm (BCM steht für »Body Cell Mass« = Körperzellmasse) wird in Deutschland hauptsächlich über Arztpraxen angeboten, die vertraglich gebunden sind.

Programm: 3 Phasen der Fettreduktion sollen zur Reduzierung des Körperfetts und zur Stabilisierung der Körperzellmasse führen. In der Phase 1 werden 2 Hauptmahlzeiten durch ein »Nahrungsergänzungs«-Präparat, im Grunde eine Formula-Diät, ersetzt, 1 kohlenhydrat- und ballaststoffreiche Mahlzeit bleibt. In Phase 2 nur noch 1 Mahlzeit mit Nahrungsergänzung, in Phase 3 keine Nahrungsergänzung mehr und Stabilisierung des neuen Ernährungsverhaltens.

Gruppen von 15 bis 20 Teilnehmern. Regelmäßige Bestimmung des Fettanteils und der Körperzellmasse mittels Bioimpedanzanalyse.

Kosten: Monatliche Kosten ca. 185,– DM (Standardprogramm).

Für wen geeignet? Am ehesten für Übergewichtige mit BMI zwischen 25 und 35. Da ärztliche Betreuung, auch für Übergewichtige mit Begleiterkrankungen geeignet.

Ergebnisse: Nach einem Jahr haben 38 % der Teilnehmer einschließlich »Aussteiger« 5 % oder mehr vom Ausgangsgewicht verloren.

Vorteile: Langfristiges Behandlungskonzept unter ärztlicher Anleitung, so dass gute medizinische Betreuung gewährleistet ist. Ausgewogene Ernährung.

Nachteile: Steigerung der körperlichen Bewegung kommt meist zu kurz. Bisher wenig über Behandlungsergebnisse bekannt.

Bewertung: Akzeptables Behandlungsprogramm, das sich vor allem durch die langfristige ärztliche Betreuung auszeichnet.

Kontakt-Adresse: PreCon GmbH, Darmstädter Str. 63–67, 64404 Bickenbach. Telefon: 0 62 67/50 01 20, info@precon.de, www.precon.de

TriFit-Programm

Neues, auf die Möglichkeiten der Facharztpraxis zugeschnittenes flexibles Gewichtsreduktionsprogramm.

Programm: Nach Erstuntersuchung 3-monatige Abnahmephase mit Schulungsprogramm und 14-tägigen Gruppensitzungen, anschließend 3-monatige Stabilisierungsphase, danach flexible Langzeitbetreuung.

Kosten: 550,– (1 Jahr inkl. Bewegung).

Ergebnisse: Noch nicht verfügbar.

Für wen geeignet? Aufgrund seiner flexiblen Gestaltungsmöglichkeiten für Übergewichtige mit BMI zwischen 25 und 40 geeignet. Auch und besonders für Übergewichtige mit Begleiterkrankungen.

Vorteile: Flexibles, multidisziplinäres Programm, das eine maßgeschneiderte Langzeitbehandlung anstrebt. Systematische Erfassung und Auswertung der Behandlungsverläufe.

Nachteile: Bisher nur wenige Praxen, die das Programm anbieten. Langzeitergebnisse noch nicht bekannt.

Bewertung: Modernes flexibles Behandlungsprogramm unter ärztlicher Anleitung, das alle Therapiekomponenten in idealer Weise verbindet.

Kontakt-Adressen: tri-fit GmbH, Förster-Funke-Allee 7, 14532 Kleinmachnow, Service-Telefonnummer: 01 80/2 03 04 02, E-mail: tri.fit.Ernaehrungsberatung@t-online.de

Es gibt weitere ambulante Behandlungsprogramme, die ein ähnliches Strickmuster wie das BCM- oder das Trifit-Programm haben.

Nachfolgend finden Sie noch einige Adressen, über die Sie nähere Informationen erhalten:

- Zentrum für aktive Gesundheit
  Markgrafenstr. 7
  40545 Düsseldorf
  Tel.: 02 11-9 55 17 53

- FormMed Health Care AG
  Minnholzweg 2b
  61476 Kronberg
  Tel.: 0 61 73/92 70-0
  www.FormMed.de

- Treffpunkt Diät
  GfGE-Zentrale
  Carl-Benz-Str. 31
  57299 Burbach
  Tel.: 0 27 36/5 00 61

- medislim GmbH
  Kepterstr. 42
  69469 Weinheim
  Tel.: 0 62 01/1 28 93

- BODYMED GmbH
  Neunkircher Str. 41
  66459 Kirkel
  Tel.: 0 68 49/60 02 55
  www.bodymed.de

Akupunktur, Akupressur

Beide Verfahren zählen zu den alternativen Heilmethoden. Immer wieder wurde behauptet, dass Akupunktur und Akupressur eine Gewichtsabnahme unterstützen können. Diese angebliche Wirkung soll über eine stimulierende Wirkung auf den Vagus-Nerv zustande kommen. Über eine

Beeinflussung der Verdauungsvorgänge soll schließlich der Appetit unterdrückt werden. In den letzten Jahren wurden mehrere wissenschaftliche Studien zur Wirkung dieser Methoden auf die Gewichtsabnahme durchgeführt. Dabei haben sich sowohl Akupunktur als auch Akupressur als wirkungslos erwiesen, so dass davon keine Hilfe zu erwarten ist.

Hypnose

Hypnoseärzte bieten ihre Methoden immer häufiger in Frauenzeitschriften zur Behandlung des Übergewichts an. Damit soll angeblich das Unterbewußtsein mit Essregeln zum Schlankwerden programmiert werden können. Ferner soll es möglich sein, von übermäßigen Hungergefühlen befreit zu werden. Auch wenn einzelne Menschen für die Hypnose-Therapie durchaus empfänglich sein mögen, gibt es bisher keinen einzigen wissenschaftlichen Beleg, dass man mit Hypnose das Essverhalten langfristig ändern und schlank werden kann.

Schlanksheitsmittel

Dem Einfallsreichtum für Schlankheitsmittel sind offensichtlich keine Grenzen gesetzt. Es ist unmöglich, alle Mittel aufzuzählen und zu bewerten, die derzeit für die Behandlung des Übergewichts angeboten werden. Die meisten Wundermittel sind auffällig kurzlebig. Der Mechanismus ist dabei immer der gleiche: Bei ihrer manchmal verzweifelten Suche nach wirksamen Methoden zur Gewichtssenkung lassen sich Übergewichtige allzu leicht von vollmundigen Sprüchen anlocken und probieren alle Mittel aus, die ihnen Hilfe versprechen, auch wenn dies bei nüchterner und kritischer Betrachtung äußerst unwahrscheinlich ist. Wenn sie dann feststellen, dass das ersehnte Wunder ausbleibt, wird das betreffende Mittel rasch zur Seite gelegt. Dann muss ein neues Präparat – womöglich das gleiche in neuer Verpackung und mit neuem Namen – ausprobiert werden, womit aber letztlich nur der Umsatz des Herstellers erhöht wird.

Die Anbieter nützen dabei oft einen psychologischen Effekt aus. Wenn nämlich ein Übergewichtiger sich entschließt, Gewicht abzunehmen, dann kauft er vielleicht nicht nur ein Schlankheitsmittel, sondern schränkt zumeist auch mehr oder weniger bewußt seine Kalorienaufnahme ein. Der dabei zustande gekommene Gewichtsverlust wird dann fälschlicherweise dem Schlankheitsmittel zugeschrieben.

In Wirklichkeit sind die nachfolgend beschriebenen Mittel im Grunde wirkungslos oder – wenn sie eine Wirkung haben wie z. B. Schilddrüsenhormon – sogar gefährlich, so dass wir von der Verwendung solcher Mittel grundsätzlich abraten.

Amphetamine und verwandte Substanzen

Alle Substanzen aus dieser Gruppe, die ursprünglich als Appetitzügler entwickelt und eingesetzt wurden, wurden kürzlich auf Anordnung des Bundesinstituts für Arzneimittel und Medizinprodukte vom Markt genommen. Damit ging eine lange Serie von gefährlichen Komplikationen zu Ende, da diese Substanzen vor allem bei falscher Anwendung gesundheitlich sehr bedenklich sind. Leider sind sie über Quellen aus dem Ausland weiterhin erhältlich, so dass damit nach wie vor Missbrauch betrieben wird. Vertreter dieser Gruppe sind Substanzen wie Recatol N^{R}, Mirapront^{R}, Regenon^{R}, Tenuate^{R} und einige andere.

Schilddrüsenhormone und jodhaltige Schlankheitsmittel

Schilddrüsenhormone beschleunigen den Stoffwechsel und können dadurch das Gewicht senken. Allerdings geht dabei besonders Muskulatur und anderes Körpereiweiß und weniger Körperfett verloren. Man muss dazu allerdings eine künstliche Überfunktion herstellen, die zu Nebenwirkungen wie schneller Pulsschlag, Schweißausbruch, innere Unruhe und Schlafstörungen bis hin zu Herzrhythmusstörungen führen kann, so dass sich der Einsatz dieser Hormone für die Behandlung des Übergewichts eindeutig verbietet.

Es gibt mehrere Schlankheitsmittel, die größere Jodmengen enthalten. Da Jod für die Bildung der Schilddrüsenhormone benötigt wird, kann bei Menschen mit bestimmten Schilddrüsenerkrankungen eine schwere Überfunktion ausgelöst werden, so dass davon strikt abzuraten ist. Bei Menschen mit normaler Schilddrüse sind jodhaltige Mittel dagegen wirkungslos.

Entwässernde Mittel (Diuretika)

Diuretika fördern die Ausscheidung von Wasser und Natrium und senken damit auch den Blutdruck. Durch den Wasserverlust wird eine Gewichtsabnahme vorgetäuscht. Dieser Flüssigkeitsverlust wird vom Körper aber wieder ausgeglichen. Die eigentlich erwünschte Fettabnahme wird dabei nicht erreicht, so dass dessen Einsatz zur Behandlung des Übergewichts keinen Sinn macht. Stattdessen muß bei unkontrollierter Gabe mit ernsten Nebenwirkungen wie Blutzuckeranstieg, Kaliummangel oder Erhöhung der Harnsäure gerechnet werden.

Abführmittel

Viele Schlankheitsmittel enthalten abführende Substanzen auf pflanzlicher Basis. Abführmittel wirken im Enddarm und erleichtern den Stuhlgang. Da die Nahrung aber bereits im oberen Dünndarm vollständig verdaut und aufgenommen wird, lässt sich damit keine Gewichtsabnahme erzielen. Solche Mittel sind daher abzulehnen, zumal sie bei längerer Anwendung zu einem gefährlichen Kaliummangel führen können.

Enzympräparate

Heute werden zahlreiche Enzympräparate, meist auf der Basis tropischer Früchte, angeboten. Ein Nutzen wurde niemals nachgewiesen und ist schon deshalb zweifelhaft, weil diese Enzyme im menschlichen Dünndarm selbst verdaut und damit unwirksam werden, so dass davon nur abgeraten werden kann.

Ballast- und Quellstoffe

Viele Schlankheitsmittel bestehen aus Ballaststoffen. Diese langkettigen Kohlenhydrate können vom menschlichen Darm nicht verdaut werden und werden unverändert über den Stuhl ausgeschieden. Durch ihre quellende Wirkung können Ballaststoffe den Magen besser füllen und das Sättigungsgefühl verbessern. Allerdings ist bisher unbewiesen, dass die Einnahme solcher Mittel das Gewicht senkt. Wir empfehlen stattdessen eine ballaststoffreiche Kost (z.B. viel Gemüse, Salat, Obst, Vollkornprodukte), um sich dieses Prinzip zunutze zu machen.

Homöopathische Schlankheitsmittel

Solche Mittel sind bei vielen Menschen, die sich der Homöopathie zugetan fühlen, beliebt. Ein Nutzen solcher Mittel wurde jedoch nie nachgewiesen, so dass man sich diese Geldausgabe besser ersparen sollte.

Carnitin und andere Fettverbrenner

Carnitin ist eine wichtige körpereigene Substanz, die dafür sorgt, dass die Fettsäuren in die Mitochondrien, die Brennöfen der Zellen, transportiert werden können. Biochemische Untersuchungen haben aber gezeigt, dass Übergewichtige keinen Carnitinmangel aufweisen und dass die Gabe von Carnitin die Fettverbrennung nicht steigert und zu keiner Gewichtsabnahme führt. Auch für andere Substanzen, die die Fettverbrennung fördern sollen, gibt es keinerlei Wirksamkeitsnachweis, so dass davon abzuraten ist.

Schlankheitstees

Großer Beliebtheit erfreuen sich derzeit sog. Schlankheitstees wie z.B. Puerh-Tee aus China. Jede schwarze oder grüne Teesorte enthält kreislaufanregende Substanzen, die z.B. den Pulsschlag erhöhen oder die

Schweißabsonderung steigern. Bei Tieren wurde beobachtet, dass die im Tee enthaltenen Substanzen den Energieverbrauch erhöhen und den Appetit etwas mindern. Beim Menschen konnten solche Wirkungen dagegen nicht eindeutig nachgewiesen werden. Im Übrigen läßt sich eine solche Wirkung, wenn sie sich überhaupt auf das Gewicht auswirkt, mit jeder beliebigen Schwarzteesorte erreichen, so dass der Kauf von Schlankheitstees reine Geldverschwendung ist.

Die Sättigungskomprimate CM_3 und MatriCur

Derzeit werden zwei neue Schlankheitsmittel beworben, die über eine Magendehnung ein Sättigungsgefühl hervorrufen sollen. Es handelt sich dabei um Kapseln, die gepresstes Kollagen (MatriCur) bzw. Zellulose (CM_3) enthalten. Sie werden mit den Mahlzeiten eingenommen, saugen sich im Magen sofort mit Flüssigkeit voll und sehen dann wie kleine Schwämmchen aus. Diese Schwämmchen sollen für einige Stunden im Magen liegen bleiben und dabei ein Gefühl der Sattheit erzeugen. Anschließend wandern die Schwämmchen in den Darm und werden dort entweder durch Enzyme abgebaut (MatriCur) oder intakt ausgeschieden (CM_3).

Da es sich im juristischen Sinn nicht um Medikamente handelt, sondern lediglich um Medizinprodukte wurden die beiden Mittel bisher kaum klinisch untersucht. Es gibt bisher keine einzige korrekt durchgeführte Untersuchung, die die Wirksamkeit bewiesen hat. Eine Wirkung ist auch unwahrscheinlich: Ein Schwämmchen erreicht ein Volumen von 4 bzw. 6 ml. Der Magen eines Übergewichtigen fasst dagegen 1000 bis 2000 ml (1–2 Liter), so dass sich selbst mehrere Schwämmchen im Magen völlig verlieren dürften.

Das Ganze ist keineswegs billig. 50 Kapseln CM_3 kosten ca. DM 60,–, 30 Kapseln MatriCur sogar ca. DM 50,–, so dass bei der empfohlenen Dosis von 2 bis 3 Kapseln pro Mahlzeit mit täglichen Kosten von DM 7,– bis DM 15,– zu rechnen ist.

Die Liste an Schlankheitsmitteln ließe sich noch weiter fortsetzen. Typisch ist, dass solche Produkte oft im Versandhandel beworben werden, wobei selten Lobeshymnen von angeblichen Wissenschaftlern oder Beispiele von Menschen fehlen, die damit wunderbar abgenommen haben sollen. Von derartigen betrugsverdächtigen Mittel sollten Sie am besten die Finger lassen. So schön es wäre – es gibt leider kein Wundermittel gegen Übergewicht.

Anhang

Adressen

Deutsche Gesellschaft für Ernährung e. V.
Godesberger Allee 18
53175 Bonn
Homepage: www.dge.de
Gut gemachte Broschüre zum Thema Ernährung und Abnehmen; gegen Schutzgebühr

aid e. V.
Friedrich-Ebert-Str. 3
53177 Bonn
Homepage: www.aid.de
Zahlreiche Broschüren zu Ernährungsthemen

Stiftung Warentest
Lützowplatz 11–13
10785 Berlin
Tel.: 0 30/2 63 10
Homepage: www.stiftung-warentest.de
Kritische Prüfung von Angeboten des Diätmarktes

Verbraucher-Zentrale Nordrhein-Westfalen e. V.
Mintropstr. 27
40215 Düsseldorf
Tel.: 02 11/3 80 90
Homepage: www.vz.nrw.de
Gutes Informationsmaterial zu Ernährungsfragen und Schlankheitsmitteln

Literatur

Deutsche Adipositas-Gesellschaft e. V.
Sekretariat
Prof. Dr. J. Westenhöfer
Fachbereich Ökotrophologie
Fachhochschule Hamburg
Lohbrügger Kirch Str. 65
21033 Hamburg
Tel.: 0 41 51/89 54 85
Homepage: ww.adipositas-gesellschaft.de
Fachgesellschaft der deutschen Adipositas-Experten

Nährwerttabellen

Kalorien mundgerecht, 11. Auflage, Umschau Verlag, Frankfurt 2000

W. Wirths: Kleine Nährwerttabelle der Deutschen Gesellschaft für Ernährung e. V., 41. Auflage, Umschau Verlag, Frankfurt 1999

Bücher zum Thema Übergewicht, Abnehmen und Ernährung

P. Mayr: Leicht bekömmliche Bioküche; 6. Auflage, Haug Verlag Heidelberg 2000

B. Kleine-Gunk: Attraktiv und fit durch die Wechseljahre; Trias Verlag Stuttgart 1998

M. Hamm/H. Gohlke/A. Merklin: Vitalkost für Ihr Herz; Trias Verlag Stuttgart 1998

M. Windhorst: Fit for Beach; Trias Verlag Stuttgart 1999

D. Lübke/B. Willms: Abwechslungsreiche Diät bei Diabetes; Trias Verlag Stuttgart 2001

Wichtige Links und Internet-Leseangebote

Weitere Literaturempfehlungen

Verbraucherzentrale
Gewicht im Griff. Ein Ernährungsprogramm für Ihre Gesundheit.
Erhältlich bei allen Verbraucherzentralen.

Verbraucherzentrale
Gesundheitskost – gesunde Kost?
Ein Wegweiser durch Werbung und Wirklichkeit.
Erhältlich bei allen Verbraucherzentralen.

aid/DGE
Mein Weg zum Wunschgewicht/
Schluss mit dem Diätenwahn.
Erhältlich über aid und DGE.

Stiftung Warentest
test-spezial: schlank & fit. 60 Diäten im Vergleich.
Test-Heft 2/01 Schlankheitsmittel.

Sachverzeichnis